Implantação do Programa de Acreditação de Serviços de Saúde

A qualidade como vantagem competitiva

Implantação do Programa de Acreditação de Serviços de Saúde

A qualidade como vantagem competitiva

Sueli Maria Fernandes Marques

Mestrado em Gestão Integrada de Organizações –
Área de Concentração Saúde
Universidade do Estado da Bahia – UNEB – Salvador-BA

Especialização em Saúde Pública com ênfase em
Programa de Saúde da Família
Centro Universitário São Camilo – Salvador-BA

Especialização em Farmacologia Chinesa e Clínica Médica
INCISA/IMAN – Belo Horizonte-MG

Especialização em Acupuntura e Eletroacupuntura
ABASI – Rio de Janeiro-RJ

Especialização em Administração Hospitalar
Centro Universitário São Camilo – Salvador-BA

Graduação em Biomedicina – Habilitação em Análises Clínicas
Universidade Mogi das Cruzes – Mogi das Cruzes-SP

Consultora em Saúde e Gestão de Saúde

Sócia-Diretora da AHOS Consultoria

Professora Universitária

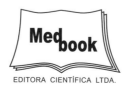

EDITORA CIENTÍFICA LTDA.

Implantação do Programa de Acreditação de Serviços de Saúde –
A qualidade como vantagem competitiva
Direitos exclusivos para a língua portuguesa
Copyright © 2015 by
MEDBOOK – Editora Científica Ltda.

Nota da editora: A autora desta obra verificou cuidadosamente os nomes genéricos e comerciais dos medicamentos mencionados; também conferiu os dados referentes à posologia, objetivando informações acuradas e de acordo com os padrões atualmente aceitos. Entretanto, em função do dinamismo da área de saúde, os leitores devem prestar atenção às informações fornecidas pelos fabricantes, a fim de se certificarem de que as doses preconizadas ou as contraindicações não sofreram modificações, principalmente em relação a substâncias novas ou prescritas com pouca frequência. A autora e a editora não podem ser responsabilizados pelo uso impróprio nem pela aplicação incorreta de produto apresentado nesta obra.

Apesar de terem envidado o máximo de esforço para localizar os detentores dos direitos autorais de qualquer material utilizado, a autora e os editores desta obra estão dispostos a acertos posteriores caso, inadvertidamente, a identificação de algum deles tenha sido omitida.

Editoração Eletrônica: REDB STYLE – Produções Gráficas e Editorial Ltda.
Capa: Sérgio Mello

CIP-BRASIL. CATALOGAÇÃO-NA-FONTE
SINDICATO NACIONAL DOS EDITORES DE LIVROS, RJ

M321i
    Marques, Sueli Maria Fernandes
       Implantação de programa de acreditação de serviços de saúde : a qualidade como vantagem competitiva / Sueli Maria Fernandes Marques. - 1. ed. - Rio de Janeiro : MedBook, 2015.
       208 p. : il. ; 23 cm.

    ISBN 978-85-8369-009-2

       1. Ciências médicas. 2. Saúde pública. 3. Serviços de saúde - Administração. 4. Política de saúde. I. Título.

15-22689   CDD: 362.1
                                                                                     CDU: 614

13/05/2015   19/05/2015

Reservados todos os direitos. É proibida a duplicação ou reprodução deste volume, no todo ou em parte, sob quaisquer formas ou por quaisquer meios (eletrônico, mecânico, gravação, fotocópia, distribuição na Web, ou outros), sem permissão expressa da Editora.

MEDBOOK – Editora Científica Ltda.
Rua Professora Ester de Melo, 178 – Benfica – Cep 20930-010
Rio de Janeiro – RJ – Telefones: (21) 2502-4438 e 2569-2524
contato@medbookeditora.com.br – medbook@superig.com.br
www.medbookeditora.com.br

*O importante não é por quanto tempo viverás,
mas que qualidade de vida terás.*
Sêneca

*A qualidade deveria ter nascido quando
nasceu o primeiro homem, já que este foi
criado à imagem e semelhança do Criador,
que, além de ser "Todo-Poderoso", também é
Perfeito. Nós, filhos do "modelo do Homem",
que veio à Terra para nos salvar, não
faríamos mais que a obrigação de sermos
iguais a Ele ou, pelo menos, parecidos.*
Sueli Marques

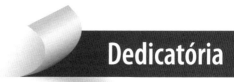

Dedicatória

A Deus, pela clareza de minhas ideias.

A minha mãe, Maximina Fernandes Marques (Nena) (*in memoriam*), que, onde estiver, continua sendo minha fonte de inspiração e incentivo.

A meu pai, Jacinto Marques (*in memoriam*), que me ofereceu uma vida de eterno conhecimento.

A meu irmão Walter, que abdicou de seu caminho em prol da luta pela vida.

A Billy Augusth, pelo amor incondicional e pela companhia nas madrugadas.

Aos meus caros amigos, pela alegria e pelo estímulo que me fizeram chegar até estas linhas.

Aos meus alunos, que me incentivam a ser melhor a cada dia.

A Ronaldo de Menezes, pela sua sabedoria, inteligência e estímulo.

Aos amigos Fátima Bastos, Silvia Vieira, Marcos Tio e Noé Amparo, que sempre acreditaram que eu poderia bem mais do que eu acreditava.

Aos que, mesmo distantes, estiveram sempre em meu coração.

A você, que nunca saiu do meu pensamento.

A você que está lendo este livro, meu muito obrigado!

A partir de hoje, você também será responsável pela Qualidade da Saúde da população.

Sumário

PREFÁCIO, xiii
Heleno Costa Júnior

CAPÍTULO 1   A SAÚDE E A DOENÇA, 1

CAPÍTULO 2   O PRODUTO E O SERVIÇO, 5

CAPÍTULO 3   OS SERVIÇOS DE SAÚDE, 11
A evolução dos serviços de assistência à saúde, 11

CAPÍTULO 4   QUALIDADE, 19
Ferramentas da qualidade, 40
Qualidade em serviços de saúde, 90
A importância dos indicadores para gestão da qualidade em serviços de saúde, 94
Tecnologia da informação como suporte à gestão da qualidade em serviços de saúde, 108

CAPÍTULO 5   A GESTÃO DA QUALIDADE COMO VANTAGEM COMPETITIVA EM SERVIÇOS DE SAÚDE, 113

CAPÍTULO 6   PLANEJAMENTO, 121
Brainstorming, 122
Planejamento estratégico, 125
Planejamento estratégico como ferramenta para qualidade em serviços de saúde, 138

CAPÍTULO 7   A CERTIFICAÇÃO DE QUALIDADE, 141
                A certificação de qualidade em serviços de
                saúde, 142

CAPÍTULO 8   ACREDITAÇÃO DE SERVIÇOS DE SAÚDE –
                A QUALIDADE COMO VANTAGEM
                COMPETITIVA, 149
                Como implantar o preparo para acreditação em
                serviços de saúde, 152

CAPÍTULO 9   A IMPORTÂNCIA DA LEGISLAÇÃO
                PARA A CERTIFICAÇÃO DE ACREDITAÇÃO
                DE SERVIÇOS DE SAÚDE, 171

CAPÍTULO 10   MANUTENÇÃO DA CERTIFICAÇÃO DA
                ACREDITAÇÃO EM SERVIÇOS DE SAÚDE, 175

CAPÍTULO 11   CONSIDERAÇÕES FINAIS, 179

                REFERÊNCIAS, 181

                ÍNDICE REMISSIVO, 187

Prefácio

Um trabalho publicado em outubro de 2013 nos Estados Unidos pelo *Safety Score Medical*, um *site* criado e vinculado ao *The Leapfrog Group*, entidade que reúne empregadores e especialistas em saúde naquele país, causou nova sensação de medo nos usuários dos serviços de saúde americanos. O trabalho intitulado *Hospital Errors are the Third Leading Cause of Death in U.S.* (Erros em Hospitais são a Terceira Causa de Mortes nos Estados Unidos) questiona a eficácia dos projetos ou ações de melhoria para garantir a segurança do paciente, considerando que estão acontecendo, mas de modo muito lento, o que estaria ainda condicionando a superlativa ocorrência de 440.000 mortes de americanos ao ano por erros evitáveis nos hospitais.

No Brasil, a preocupação com a insegurança em saúde, uma constatação mundial, mobilizou um conjunto de discussões e análises, levando o Ministério da Saúde (MS) a criar e lançar, por meio da Portaria Ministerial 529, de 1º de abril de 2013, o Programa Nacional de Segurança do Paciente (PNSP).

Esse programa traz uma série de ações que visam desenvolver estratégias, produtos e ações direcionadas a gestores, profissionais e usuários da saúde sobre segurança do paciente a que possibilitem mitigar a ocorrência de eventos adversos na atenção à saúde, conforme descrito na portaria.

A Organização Mundial da Saúde (OMS), em seu *site* e no âmbito dos textos relacionados com seu programa sobre segurança do paciente, apresenta estimativas que indicam que, de cada dez pacientes atendidos diariamente em uma instituição de saúde em todo o mundo, pelo menos um sofre algum dano relacionado com seu atendimento. Essa estatística nos coloca diante de um desafio gigantesco, quando assumimos a posição de gestores ou avaliadores de processos de qualidade e segurança em saúde. O risco é inerente aos processos de cuidado que prestamos individualmente a cada paciente, mais do que em qualquer outra área de serviços. A própria condição ou estado clínico do paciente pode tornar-se um fator de risco, mesmo quando o procedimento é de baixa complexidade. As estatísticas de outros organismos e entidades em todo o mundo também corroboram essa estimativa apresentada pela OMS.

No trabalho que desenvolvo desde 1998 como parte de minhas funções no Consórcio Brasileiro de Acreditação (CBA), que no Brasil é representante exclusivo da *Joint Commission International* (JCI), no qual são desenvolvidas avaliações externas especializadas em instituições de saúde, fica absolutamente evidente a ocorrência dessas circunstâncias e situações de insegurança no cuidado prestado ao paciente. A abordagem avaliativa utilizada pelo CBA e a JCI, além de outras utilizadas no Brasil e no mundo, se dá por meio da metodologia de acreditação de sistemas e serviços de saúde. Essa metodologia se baseia em métodos de consenso, racionalização e ordenação das instituições hospitalares (de saúde) e, principalmente, de educação permanente dos seus profissionais, expressando-se pela realização de um procedimento de avaliação dos recursos institucionais, voluntário, periódico e reservado, que tende a garantir a qualidade de assistência por meio de padrões previamente estabelecidos, conforme publicação do MS de 2001.

Entre os principais fatores identificados nas avaliações externas estão a inadequada ou insuficiente qualificação dos profissionais, a ausência de protocolos ou procedimentos que orientem a prática clínica segura e a inexistência de programas ou planos de gestão direcionados à identificação, à notificação e ao monitoramento de risco, eventos adversos ou quase falha. Os padrões internacionais contidos nos Manuais do Programa de Acreditação CBA-JCI abordam de maneira direta e estruturada essas questões. No caso do manual hospitalar existe um grande conjunto de padrões organizados em um capítulo cujo título é "Melhoria da Qualidade e Segurança do Paciente". Esses padrões abordam, entre outros, elementos como estabelecimento de um programa de gestão de risco institucional, capacitação das lideranças e profissionais acerca de ferramentas e instrumentos para gestão da qualidade e segurança e estabelecimento de indicadores clínicos de desempenho, incluídos aí, de modo especial, os procedimentos de alto risco, como cirurgias, anestesia, sedação e outros procedimentos invasivos.

Portanto, além de outras referências, estudos, artigos, *sites* e estudos que poderiam aqui ser citados ou descritos para abordar ou discorrer sobre esse importante tema da Segurança do Paciente e da utilização da metodologia de Acreditação, fica mais do que evidente a relevância desta publicação intitulada *Implantação do Programa de Acreditação de Serviços de Saúde – A Qualidade como Vantagem Competitiva*, para a qual tenho a honrosa oportunidade de contribuir com este prefácio.

A experiência e o consequente conhecimento e *expertise* adquirido pela autora ao longo de sua jornada profissional certamente serão fatores contributivos para dar crédito ao conteúdo da publicação. A abordagem utilizada na organização dos capítulos permite uma visão estruturada sobre o tema proposto, levando aos leitores a possibilidade de uma aplicação prática dos conceitos, princípios, ferramentas e instrumentos relacionados com projetos ou procedimentos de gestão da qualidade e segurança em instituições de saúde. Com essa lógica é viável avançar com efetividade no propósito de promover, de modo organizado e contínuo, a melhoria dos processos assistenciais realizados na prestação de cuidado aos pacientes.

Essa publicação poderá, e como especialista acredito firmemente nessa função, colaborar de forma significativa para seguir na contramão da afirmação do estudo americano que inicia o texto do prefácio, a de que as ações para melhoria da qualidade e segurança do paciente estariam caminhando de forma muito lenta naquele país. Acredito assim que, no caso das instituições brasileiras, utilizando o conteúdo aqui proposto, a oportunidade de sucessos será mais rápida e com resultados mais efetivos.

Aguardamos novas contribuições da autora e agradeço de modo especial a Sueli Maria Fernandes Marques.

Heleno Costa Júnior
Coordenador de Educação do
Consórcio Brasileiro de Acreditação (CBA) –
Representante exclusivo da
Joint Commission International (JCI) no Brasil
Membro do Subcomitê de Padrões do Comitê de Acreditação da
Joint Commission International (JCI)

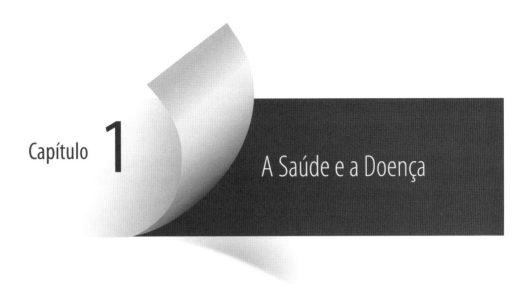

Capítulo 1 — A Saúde e a Doença

> *"Começo a ver como estranhos a mim esses tornozelos inchados de edemas, esses dedos de forma enfraquecida pelo inchaço, quando os movo, e sem dúvida também esse rosto em que não mais me encontro."*
> **René Allendy**

A doença é subjetiva, pois, na prática, observamos que, para o paciente, este termo tem um sentido muito amplo e, às vezes, não necessariamente o classificaríamos como uma doença e sim um sintoma pontual, oriundo de uma situação ambiental ou social, originada de um desconforto físico ou psíquico provisório.

Desse modo, seria interessante conceituarmos esse termo, que pode ser tão complexo e dúbio e levar a variações de acordo com o meio social em que vivemos e trabalhamos, o nível cultural e o poder aquisitivo do indivíduo.

Se nos reportarmos ao dicionário, encontraremos o verbete doença como perturbação da saúde, moléstia, e doente, aquele que tem doença.

Para tanto seria interessante determinarmos o que perturba a saúde das pessoas, pois acreditamos que nem o próprio ser humano, dono do corpo doente, o sabe.

Laplantine (1991), em seu livro *Antropologia da doença*, define a doença como um acidente decorrente da ação de um elemento estranho (real ou simbólico) ao doente que, a partir do exterior, vem se abater sobre este último.

Portanto, cabe a contextualização da gama de influências que nosso meio traz para o homem, fazendo-nos refletir acerca dos verdadeiros conceitos do "ser" e "estar". Todo ser necessita de cuidados básicos e, assim, poderíamos elencar um rol de necessidades primordiais para sua sobrevivência e bem-estar, que vão desde as questões referentes ao bem-estar social até o fator psicológico.

Abraham Harold Maslow, um dos psicólogos mais populares nos EUA, escreveu sobre a concepção de doença humana e de saúde humana, partindo do princípio de que o homem tem necessidades básicas que, se forem suprimidas ou negadas, ele adoecerá.

Essas necessidades teriam uma ordem de ocorrência que poderia ser representada por uma pirâmide em cuja base estariam as necessidades fisiológicas (alimentação, sono, respiração), seguidas das necessidades de segurança (segurança física, saúde, propriedade, estabilidade), das sociais (amor, amizade, família, aceitação), da autoestima (realização, confiança, respeito, reconhecimento, êxito) e, por fim, da autorrealização (crescimento, espontaneidade, criatividade). Essa teoria ficou conhecida como a Pirâmide de Maslow, conforme demonstrado na Figura 1.1, a qual apresenta a hierarquia das necessidades, sendo uma pré-requisito para a outra.

Segundo a OMS, saúde é o completo bem-estar físico, mental e social, e não somente a simples ausência de doença ou enfermidade. Portanto, cabe ressaltar as necessidades do ser humano quanto à moradia, ao trabalho com salário na ordem de grandeza compatível com as condições mínimas do bem viver, a melhores condições sanitárias, à alimentação saudável, a um círculo de amizade razoável, a tempo para o lazer, ao acesso à educação ou facilidade à cultura, ao período de férias tiradas de maneira periódica (e inteiras) e ao cenário político e econômico propício para sua sobrevivência. Desse modo, poderíamos ainda seguir questionando se esse indivíduo não teve traumas na in-

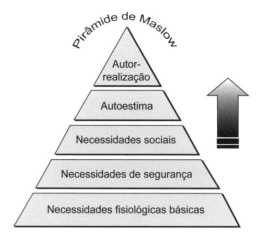

Figura 1.1 Pirâmide de Maslow.

fância que pudessem vir a repercutir em algum momento de sua vida adulta e, portanto, em dado instante ser observado que, como paciente, ocorresse a somatização do fato acontecido em sua tenra idade, gerando fortes reações e danos a seu organismo.

A partir dessas premissas, chegamos ao ponto de começar a avaliar o que é normal e o que é patológico, pois existem muitas pessoas que não usufruem de nenhuma das condições citadas previamente e, mesmo assim, não se observa, ao longo de sua existência, nenhum tipo de sinal clínico que as leve a um médico, enquanto muitos de nós, com todo esse manancial de itens a seu favor, sofrem desesperadamente danos irreversíveis em seu organismo, por meio de reações físicas e/ou psicológicas.

Deparamos com o conceito de Ganguilhem, ao escrever que: "portanto, se o normal não tem a rigidez de um determinativo para todos os indivíduos da mesma espécie e, sim, a flexibilidade de uma norma, que se transforma em sua relação com condições individuais, é claro que o limite entre o normal e o patológico torna-se impreciso".

No entanto, isso não nos leva à continuidade de uma normalidade e de um patológico idênticos em essência – salvo quanto a variações quantitativas –, a uma relatividade da saúde e da doença bastante confusa para que se ignore onde começa a saúde e onde começa a doença.

A fronteira entre o normal e o patológico é imprecisa para diversos indivíduos considerados simultaneamente, mas é perfeitamente precisa para um único e mesmo indivíduo considerado simultaneamente, e é perfeitamente precisa para um único e mesmo indivíduo considerado sucessivamente. Aquilo que é normal, apesar de ser normativo em determinadas condições, pode se tornar patológico em outra situação, se permanecer inalterado.

Até que ponto estamos tratando a doença e não o doente?

As classes mais privilegiadas economicamente tendem a se cuidar mais e se preocupar mais com a prevenção, adotando modelos alimentares, exercícios e lazer, terapias complementares, identificando sinais e sintomas e procurando por um médico, até porque têm mais acesso a esse serviço, enquanto as menos abastadas convivem e se conformam com os problemas de saúde e acabam internalizando que estes fazem parte de suas vidas.

Focault, em a *Medicina das espécies,* descreve que a doença possui, por direito de nascimento, formas e momentos estranhos ao espaço das sociedades. Existe uma natureza "selvagem" da doença que é, ao mesmo tempo, sua verdadeira natureza e seu mais sábio percurso: só, livre de intervenção, sem artifício médico, ela apresenta a nervura ordenada e quase vegetal de sua essência. No entanto, quanto mais complexo se torna o espaço social em que se está situado, mais ela se desnaturaliza.

Essas afirmativas, além de trazerem definições de saúde, doença e doente, suscitam a reflexão de que o ambiente é um dos fatores predeterminantes da condição do bem-estar do próprio ser humano, fortalecendo, desse modo, a questão que vai além do cuidar da saúde e perpassa o como e onde esse paciente será assistido.

Capítulo 2 — O Produto e o Serviço

"As únicas grandes companhias que conseguirão ter êxito são aquelas que consideram os seus produtos obsoletos antes que os outros o façam."
Bill Gates

Ao abrir um dicionário, li as seguintes definições:

- **Produto:** objeto produzido como bem de consumo ou de comércio.
- **Serviço:** ação ou resultado de servir, condição ou estado de quem serve a outrem. O próprio verbo já implica uma ação delicada, "servir".

O produto atende às normas básicas de fabricação? Está dentro dos padrões básicos de qualidade? Pronto, então vamos lançar no mercado!

Em 1903, a fábrica da Ford Motors foi fundada por Henry Ford (Figura 2.1), que focou seu trabalho na mecanização, ou seja, na linha de montagem, fabricando um carro a cada 98 minutos. Mantinha, portanto, a qualidade em seus maquinários e instalações físicas, sem a preocupação de atender requisitos que satisfizessem os padrões de qualidade, visando à satisfação do cliente.

Esse período ficou conhecido como a **Era Ford**, da qual derivou o termo **fordismo** (produção em quantidade e a baixo custo).

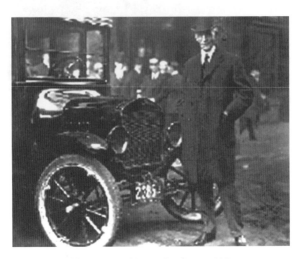

Figura 2.1 Henry Ford em 1923.

Quem não viu o filme *Tempos modernos* (1936), no qual Charles Chaplin demonstra, no início do século XX, período da Revolução Industrial, a produção em série, em que o trabalhador perde a noção do trabalho e se torna uma extensão da máquina, agindo de maneira mecânica, a ponto de comprometer sua saúde física e psicológica (Figura 2.2)?

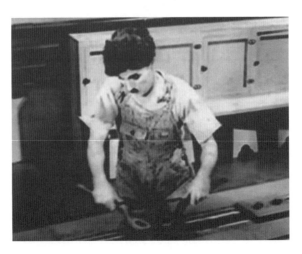

Figura 2.2 Cena do filme *Tempos modernos* (1936).

Observamos, nesse filme, que o trabalhador não consegue sequer parar para raciocinar, tornando-se um mero executor de ordens.

A chamada linha de montagem (Figura 2.3) visava eliminar desperdícios e aumentar a produção de maneira rápida e eficiente.

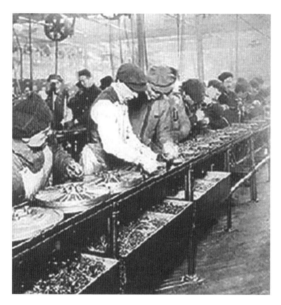

Figura 2.3 Linha de montagem na Ford Motors.

Doze anos depois, sem o foco no cliente, Ford começa a cortar os custos e, a partir de 1915 até 1926, decide fazer seu carro apenas em uma cor, por ser mais rápido, uma vez que não havia diferenciação na pintura, além de diminuir os custos da manufatura do carro e o preço de venda (Figura 2.4).

Nasce daí a frase célebre de Ford: "O cliente pode ter o carro da cor que quiser, contanto que seja preto".

Em torno de 1920 tem início o declínio das vendas, pois seus concorrentes ofereciam mais oportunidades aos compradores, bem como prazos e detalhes mais modernos nos carros.

Porém, ao final dos anos 1970, a Ford Motors passou a se utilizar da "análise de processos", o método *Failure Modes and Effects Analysis* (FMEA – Análise de Tipos e Efeitos de Falhas), que avaliava as

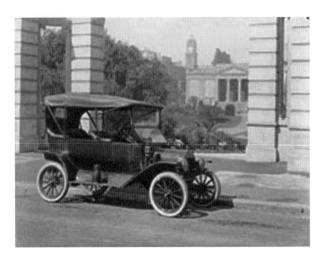

Figura 2.4 Carro Ford.

falhas que aconteciam em cada etapa, por que ocorriam e seus efeitos, o que ajudou a melhorar a produção e o *design*.

Se não fosse assim, não sobreviveria!

E assim, de modo geral, o produto, mesmo com atualização de versão e inovações, consegue evitar embates diretos com o cliente, que recebe o "pacote" de acordo com a determinação da empresa e o aceita, sem muitos questionamentos. Claro que existem as preferências do cliente por este ou aquele produto, mas o processo de elaboração não é acompanhado e o resultado não é questionado, apenas aceito ou não.

E os serviços?

Estes já não seguem os mesmos ditames e nem temos as regalias de simplesmente decidir: quem quiser aceita ou não, até porque o cliente nos acompanha no processo e questiona cada passo que o desagrada.

Desse modo, os serviços são realizados diariamente e é continuamente checado se estão de acordo não só com os padrões de boas práticas e qualidade, mas também se estão satisfazendo os clientes (no nosso caso pacientes/clientes) que não são, necessariamente, "pacientes".

Quando oferecemos serviços, estabelecemos uma ligação direta com o cliente e este, a qualquer momento, pode expressar seu descontentamento. O estreitamento de relações torna a situação extremamente delicada, porque o cliente está experimentando, percebendo e analisando todo o tempo o que lhe é oferecido, o que poderia ser chamado de auditoria de processo, pois a cada etapa teremos uma avaliação pontual.

Cabe ressaltar que essa análise é subjetiva e irá depender do dia, da hora, do bom humor e dos acontecimentos pregressos na vida desse cliente. Os fatores que influenciam a opinião desse paciente/cliente demonstram claramente que nosso serviço também é subjetivo.

Sempre iremos depender dos critérios de avaliação de cada pessoa. Por exemplo, alguns não gostam da consulta; não pela consulta em si, mas pela roupa do médico, pelo seu jeito de falar ou não falar, enquanto outros expressam seu descontentamento por meio dos seguintes comentários:

— Nem uma vitamina o doutor me passou!
— Nem a pressão ele "tirou"!
— Ele nem me olhou nos olhos...
— Nem um raio-X!
— O doutor nem conversou comigo!

Alguns valorizam a arquitetura do prédio onde o consultório está instalado, a fachada em *mármore ou granito*, o mesmo acontece com alguém que procura um hospital pela hotelaria não pela competência da equipe médica.

Cabe ressaltar que sempre teremos dificuldades em agradar a todos, principalmente o tempo todo. A diversidade de pessoas e culturas nos deixa a mercê das mais diversas opiniões.

Estamos na **era dos serviços**, e aqueles que conseguirem atender às expectativas de seu paciente/cliente, planejando, agindo, checando e corrigindo continuamente seus processos, terão maior probabilidade de obter sucesso em seu atendimento.

Capítulo 3 — Os Serviços de Saúde

> *"O valor dos grandes homens mede-se pela importância dos serviços prestados à humanidade."*
> **Voltaire**

A EVOLUÇÃO DOS SERVIÇOS DE ASSISTÊNCIA À SAÚDE

> *"O passado é uma cortina de vidro. Felizes os que observam o passado para poder caminhar no futuro."*
> **Augusto Cury**

A doença e a assistência ao doente sempre foram um grande desafio e motivo de preocupação para o ser humano, desde os primórdios da história. Dessa maneira, o homem procurou, ao longo dos séculos, ampliar seus conhecimentos e agregar valores norteadores das mais variadas técnicas de tratamento, no sentido de se beneficiar delas e obter a cura de diversas patologias.

A humanidade busca, desde a mais tenra idade, expressar formas alternativas de atenção ao cliente, que sempre busca atenção duplicada quando se trata de meios diagnósticos, ora descobrindo as respostas nas estrelas, lendo o que as mãos retratam, ora estudando em cadáveres na calada da noite ou nas sombras dos cemitérios, pois a dissecação era proibida por tratar-se de invasão do corpo, antes considerado sagrado.

Na Assíria/Babilônia, o diagnóstico era feito com base na inspeção e o prognóstico do enfermo era dado por adivinhação, com a observação do fígado do carneiro, havendo a necessidade de o paciente respirar em suas narinas (acreditando-se que este transferiria seus sintomas ao órgão a ser analisado).

A religiosidade era muito difundida, e o respeito à Igreja e à santidade era preconizado até mesmo na saúde. As figuras de deuses e demônios marcaram muitas suspeitas diagnósticas daquela época e foram responsáveis pelos vários tipos de tratamentos praticados na população.

Na Pérsia, os sacerdotes eram os "magos" que esconjuravam os demônios maus e os expulsavam para longe dos doentes. Além disso, o médico/cirurgião obedecia ordens e podia praticar a medicina com hereges, mas se três hereges morressem, o médico era desqualificado, e todos os outros pacientes subsequentes que viessem a morrer teriam suas mortes consideradas premeditadas.

No Egito, o médico tinha o dever de expulsar o demônio ou destruí-lo por meio de mágica e, em seguida, se utilizava de remédios para restaurar o corpo. A contribuição persa é representada pelo Papiro de Ébers (1500 a.C.), que contém prescrições ou receitas para vários males e evidencia que, além dos rituais curativos, era realizado o que hoje conhecemos como exame médico. Nesse documento, o ópio era descrito como componente principal de cerca de 700 remédios. Os egípcios, muito desenvolvidos, foram os primeiros a fazer uso do ópio (*suco*, em latim), para acalmar crianças, e também de hortelã, pedra-ume, pimenta e óleo de rícino, assim como dominavam a técnica de preservação de cadáveres.

Os judeus prestavam assistência à saúde por intermédio dos funcionários curadores e conservadores da saúde, cujos poderes eram outorgados por Deus, bem como tinham domínio sobre doenças transmissíveis. Quando havia suspeita de infecção nas vizinhanças, era dado o toque de recolher nas cidades.

O livro *Medicina e sua história* (1989) descreve que os templos em homenagem a Esculápio, na Grécia, eram construídos próximo a nascentes minerais, com piscinas, ginásios e jardins, para atender o doente. No templo de Epidauro havia ginásios e pista de corrida, visando a melhor atender os pacientes que, ao serem admitidos, eram preparados com banhos de mar e recebidos por atendentes de banhos e massagistas.

O costume de cuidar do corpo vem da Era Medieval, com os hábitos de higiene, alimentação e habitação, o que fortaleceu os ditames de saúde da época. Nas cidades medievais, as casas de banhos eram utilizadas como local de higiene e de prazer, mediante a disponibilização de banhos de vapor e de água.

Nesse período, avanços como o início das universidades e a descoberta da imprensa e do microscópio auxiliaram o desenvolvimento da assistência à saúde.

Ainda na Idade Média, surgiram os lazaretos, utilizados para isolamento das epidemias. O primeiro lazareto foi inaugurado em Pisa, na Itália, as casas de acolhida para leprosos, onde os pacientes recebiam atendimento do grupo social da Ordem de São Lázaro, igreja localizada ao lado. Só na França havia mais de 2.000 casas de acolhida.

Existem indícios de construção de edificações para o atendimento de doentes em rochas da Índia, na época do Rei Asoka (226 a.C.), além de documentos que registram o mesmo fato no Ceilão (437 a.C.).

Hipócrates contribuiu com a invenção da medicina clínica por meio da aplicação prática da observação. Segundo ele, o que importava era o ser humano como um todo e não a doença, fato este que vem sendo trazido à tona nos tempos atuais pela medicina natural, embora a medicina chinesa já preconizasse essa ideia há mais de 5.000 anos.

Os templos se transfiguraram em locais de ensino para a classe religiosa. Com o tempo, os frades começaram a atuar fora dos conventos, atendendo pacientes com a prática aprendida. Nesse momento, nos períodos pré e pós-cristianismo, surgiram dois modelos de medicina: o dos religiosos e o dos que detinham a prática médica. O que os diferenciava, além das batinas, eram as construções das casas de atendimento ao lado das ordens religiosas.

As construções, erigidas distantes da cidade, por causa da hanseníase, mais tarde inspirariam o modelo do hospital que conhecemos atualmente.

O primeiro hospital cristão foi construído em Roma, o Nosocômio de S. Basílio e D. Fabíola (século IV). Temos ainda o histórico Hotel Dieu, em Lyon (542), e o Hotel Dieu, de Paris, o Hospital Geral de St. John (1804) e o St. Bartholomeu.

O incêndio que atingiu o Hotel Dieu de Paris (Figura 3.1) muito contribuiu para a evolução das instalações físicas dos hospitais. Após o incêndio, a Academia de Ciências de Paris ficou incumbida de elaborar o plano de reconstrução do hospital, o que serviu de ditame para quase todas as construções hospitalares, que passaram a adotar as seguintes características:

- Redução do número de leitos de enfermaria.
- As enfermarias deveriam ter aberturas laterais para renovação do ar.
- Maior isolamento das salas entre si.
- Disposição das fachadas ao norte e ao sul.
- Os pavilhões deveriam ser separados por jardins.

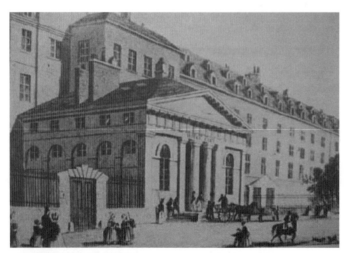

Figura 3.1 Fachada norte mostrando a entrada para o Hotel Dieu na praça em frente à Notre Dame, em Paris.

Essas normas foram seguidas por Portugal, onde os arquitetos acrescentaram na construção do Hospital da Faculdade de Medicina de Coimbra os seguintes itens:

- O hospital deveria ser pavimentado com um só piso.
- As enfermarias não poderiam ter mais do que 30 leitos.
- Espaço para o paciente deambular, além do destinado à enfermagem.
- Cozinhas, casa de banhos, lavatórios e privadas.

Na atualidade, essas normas evoluíram para resoluções que nem sempre são devidamente aplicadas ou são até mesmo desconhecidas.

Em 1542, em Santos, Braz Cubas, ajudado por moradores, iniciou a construção do primeiro hospital brasileiro, a Santa Casa da Misericórdia de Santos (Figura 3.2), inaugurada 1 ano depois e posteriormente expandida em mais dois prédios, no Campo da Misericórdia, atual Praça Visconde de Mauá.

No Rio de Janeiro, foi construído o Hospital da Misericórdia, no Morro do Castelo. Inaugurado em 1852 com o intuito de receber os presos, alimentar os pobres, sustentar as viúvas, curar os doentes e asilar os órfãos, no início contava apenas com um físico e um cirurgião.

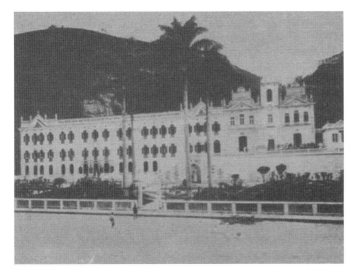

Figura 3.2 Santa Casa de Santos (1911).

Os primeiros documentos administrativos, como regulamentos internos do hospital, datam do final do século XVIII e a prática do gerenciamento despontou na Europa.

Sem dúvida, o progresso das ciências e a I Guerra Mundial, de 1914, deram um grande impulso à prática hospitalar no século XX. A prestação de serviços se divide em médica, de enfermagem, administrativa e de apoio.

No século XX, as pessoas sem condições financeiras procuravam ser atendidas por profissionais liberais, e nesse contexto surgiram os hospitais lucrativos, de propriedade de médicos, e posteriormente os de medicina de grupo, compostos por médicos e cooperativados por volta de 1960.

A reformulação da Constituição Federal, de 1988, em seu Artigo 196, garantiu ao cidadão o direito à saúde, pois até essa data somente os trabalhadores tinham esse direito.

Art. 196. A saúde é direito de todos e dever do Estado, garantido mediante políticas sociais e econômicas que visem à redução do risco de doença e de outros agravos e ao acesso universal e igualitário às ações e serviços para sua promoção, proteção e recuperação.

Em 19 de setembro de 1990 foi promulgada a Lei 8.080, definida como Lei Orgânica da Saúde, que dispõe sobre as condições para promoção, proteção e recuperação da saúde, organização e funcionamento dos serviços correspondentes e dá outras providências, estabelecendo em suas disposições gerais que:

Art. 2º. A saúde é um direito fundamental do ser humano, devendo o Estado prover as condições indispensáveis ao seu pleno exercício.

§1º O dever do Estado de garantir a saúde consiste na formulação e execução de políticas econômicas e sociais que visem à redução de riscos de doenças e de outros agravos e no estabelecimento de condições que assegurem acesso universal e igualitário às ações e aos serviços para a sua promoção, proteção e recuperação.

§2º O dever do Estado não exclui o das pessoas, da família, das empresas e da sociedade.

Art. 3º. A saúde tem como fatores determinantes e condicionantes, entre outros, a alimentação, a moradia, o saneamento básico, o meio ambiente, o trabalho, a renda, a educação, o transporte, o lazer e o acesso aos bens e serviços essenciais; os níveis de saúde da população expressam a organização social e econômica do país.

Parágrafo único. Dizem respeito também à saúde as ações que, por força do disposto no artigo anterior, se destinam a garantir às pessoas e à coletividade condições de bem-estar físico, mental e social.

O SUS veio garantir a atenção à saúde de todo cidadão brasileiro, indistintamente, sendo necessário agora que ele se organize e se estruture fisicamente para atender à demanda da população brasileira.

E agora iniciamos nossa jornada!

Capítulo 4 — Qualidade

> *"As armas dos homens caçadores eram frágeis, fracas, diante dos animais que ofereciam grandes quantidades de carne. Portanto, para atender às suas necessidades de sobrevivência, tiveram que mudar a qualidade de seus instrumentos, pedra... fogo... metais... pólvora... alta tecnologia... e amanhã?"*
> **Colenghi, 1997**

Com o passar do tempo, diversas foram as maneiras de se praticar e entender a qualidade, desde a época em que os homens viviam de modo mais rudimentar, até a era dos grandes projetos de excelência da qualidade em serviços.

É necessário conhecer o processo de evolução da qualidade, uma vez que é preciso entender as fases de maturação pelas quais passou e aprender com elas, para que não incorramos no erro de nos utilizar de ações que alcancem os mesmos resultados negativos. Evidentemente, cada época traz suas peculiaridades e, de repente, podemos ser obrigados a retroagir, o que deve ser feito por estratégia e não por desconhecimento.

Registros dos séculos XVIII e XIX demonstram que nessa época os artesões eram responsáveis pela produção de todo material, o qual

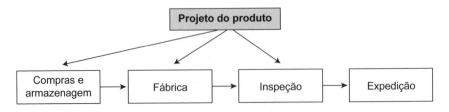

Figura 4.1 Principais áreas responsáveis pelo controle da qualidade no CEP (BULGACOV, 1999).

nem sempre passava pelo controle de qualidade que, quando acontecia, era apenas no final do processo de elaboração de cada peça. A inspeção propriamente dita só passou a ser feita quando o produto começou a ser elaborado em grandes quantidades. Somente com a Revolução Industrial despontam as mensurações e a padronização (Figura 4.1).

Nesse período, a população necessitava de alta produção, custo baixo e qualidade, motivo pelo qual se fez necessário o surgimento de um profissional que inspecionasse a etapa final dessa linha de montagem e que apontasse o nível de qualidade de cada peça; as que não atendiam às especificações eram vendidas como produtos de segunda categoria e/ou sucata.

A II Guerra Mundial modificou esse cenário, pois a complexidade das máquinas e dos equipamentos passaram a necessitar de padrões precisos para seu desenvolvimento, colocando por terra o modelo de inspeção final, o que acarretou um número elevado de produtos em não conformidade e resultou em um novo modelo de controle, o Controle Estatístico de Produção (CEP).

Walter A. Shewhart, dos Laboratórios Bell, publicou em 1931 o *Economic Control of Quality of Manufatured Product* e formalizou o controle estatístico da qualidade, criando a carta de controle para acompanhamento e avaliação da produção.

Shewhart acreditava que a produtividade aumenta conforme a redução da variação dos processos. A carta de controle, ou gráfico de controle (Figura 4.2), como é conhecida atualmente, fundamenta-se na lei das probabilidades e na noção estatística da amplitude, média

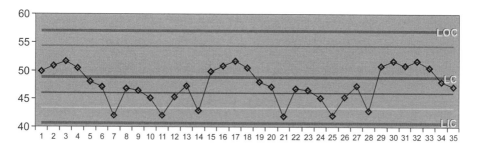

Figura 4.2 Modelo do Gráfico de Shewhart.

aritmética e desvio padrão. Para discernir pontos de variação fora de controle, Shewhart desenvolveu o Gráfico de Shewhart.

A maioria dos processos se comportaria dentro de uma faixa determinada segundo a fórmula:

$$\bar{x} \pm k \cdot \frac{s}{\sqrt{n}}$$

Onde:
k = frequência de cada classe, média e desvio padrão (maior valor − menor valor)

$$k = \sqrt{n}$$

No início do século XX, a mensuração chegou ao ápice com Frederick W. Taylor, posteriormente conhecido como pai da administração científica, que aperfeiçou a inspeção e delegou a encarregados essa tarefa.

Em 1940, os padrões na área de qualidade foram sugeridos pelo Comitê do Departamento de Guerra e, posteriormente, publicados entre 1941 e 1942.

Em 6 de agosto de 1945, a cidade de Hiroshima foi devastada pela bomba atômica lançada pelos EUA, necessitando ser reconstruída das cinzas (Figuras 4.3 e 4.4). Em crise e em completa estagnação, o Japão deixou de ser um país industrial e voltou a ter uma economia agrária e artesanal (Figura 4.5).

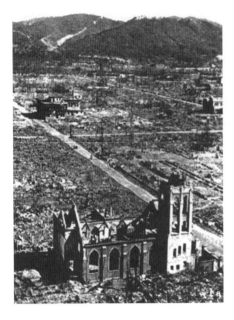

Figura 4.3 Hiroshima após a bomba atômica.

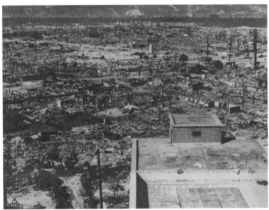

Figura 4.4 Vista geral de Hiroshima após a bomba nuclear.

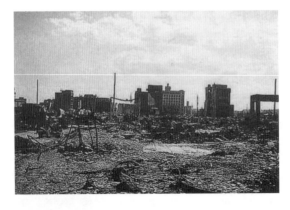

Figura 4.5 Tóquio destruída.

As Figuras 4.3 a 4.5 são valiosas não só para que avaliemos a situação em que o Japão ficou após a guerra, mas também para mensurar quanto trabalho W. Edwards Deming (Figura 4.6) enfrentou no processo de reconstrução, o que o tornou conhecido mundialmente.

Convidado pelo General Douglas MacArthur em 1947, Deming uniu-se ao grupo de estatística japonês no censo de 1951. A partir dessa data, passou a atuar de modo significativo no processo de reconstrução do Japão.

"Qualidade é a capacidade de satisfazer desejos."
Deming

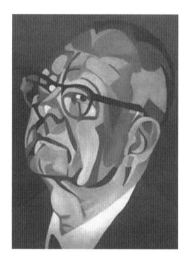

Figura 4.6 W. Edwards Deming.

Após a II Guerra Mundial, os japoneses bem que tentaram estimular a prática de qualidade, quando iniciaram a exportação de produtos manufaturados e desejavam mudar a imagem anterior de maus produtores.

O Japão do pós-guerra era considerado um fornecedor de produtos malfeitos, em todas as áreas de produção, e por isso contava com a consultoria gratuita dos EUA.

Mais tarde, o Japão conseguiu se apresentar de modo bem diferente ao mercado, oferecendo produtos mais qualificados e firmando-se essencialmente no comércio de eletrônicos, entre outros.

Em 1951, a *Japanese Union of Scientists and Engineers* (JUSE) convidou Deming, estatístico e professor universitário, consultor e palestrante, para participar de seminários no Japão, onde já se encontrava por ocasião do censo japonês. O conteúdo de suas palestras se detinha em três pontos:

1. Variação dos processos.
2. Carta de controle-gerenciamento de processo.
3. Aplicação do ciclo PDCA (acrônimo das palavras em inglês: Planejar, Fazer, Checar e Agir).

Deming e Shewhart tiveram a oportunidade de trabalhar juntos na Bell, o que ofereceu a Shewhart a oportunidade de ter suas teorias confirmadas na prática pelo próprio Deming, que aprendeu a analisar o impacto e a importância das cartas nos processos industriais.

O *Statistical Process Control* (SPC), ou Controle Estatístico de Processo (CEP), recomendado por Deming ao Japão, consiste em um método estatístico para análise de processos de trabalho, bem como nos **14 Princípios para Gerenciar a Produtividade e a Qualidade**, levados à frente pelos japoneses, o que elevou seu patamar tecnológico, tornando o Japão um dos países mais competitivos do mundo.

Os 14 Princípios Gerenciais de Deming são:

1. Estabeleça a constância de propósito na melhoria contínua de produtos e serviços.
2. Adote a nova filosofia: estamos em uma nova era econômica. Não se pode mais conviver com atrasos, erros, materiais defeituosos e mão de obra inadequada, como se isso fosse inevitável.
3. Termine com a dependência da inspeção em massa. Use evidências estatísticas de que a qualidade é uma decorrência natural do processo de produção (qualidade se faz na produção).
4. Cesse a prática de selecionar fornecedores apenas pelo menor preço. Use as evidências significativas de qualidade ao lado do preço.

Elimine os fornecedores que não apresentam estatística de qualidade.
5. Encontre os problemas. Descubra suas causas. Melhore constantemente o sistema de produção e serviço. Identifique quais falhas podem ser corrigidas no local de trabalho e aquelas que são próprias do sistema produtivo, exigindo a atenção da administração.
6. Introduza métodos modernos de treinamento no trabalho. Muitos treinamentos são possíveis dentro do próprio local de trabalho.
7. Introduza métodos modernos de supervisão. Treinamento e supervisão fazem parte do sistema produtivo e são de responsabilidade da administração. A responsabilidade dos supervisores deve ser alterada para a produção de qualidade e não de quantidade. Com isso, a melhoria do produto ocorrerá automaticamente e a produtividade virá de maneira compensadora. Institua liderança.
8. Afaste o medo, para que todos possam trabalhar com eficiência pela empresa.
9. Elimine as barreiras entre os departamentos. As equipes dos departamentos de Pesquisa, Projeto, Vendas e Produção devem trabalhar como uma única equipe, de modo a prevenir os problemas de produção.
10. Elimine *slogans* e rótulos que apenas exigem maiores níveis de produtividade para os trabalhadores.
11. Elimine padrões de trabalho que prescrevam cotas numéricas. Crie padrões que promovam a qualidade.
12. Remova as barreiras que não dão ao empregado o direito de ter orgulho de seu trabalho. Institua um amplo programa de educação e treinamento para todos os empregados, incluindo a administração.
13. Introduza um amplo programa para reciclar todos os profissionais com novos conhecimentos e novas técnicas. Os empregados devem passar por períodos de reciclagem para que se atualizem nas mudanças, estilos, materiais, métodos e novas máquinas.
14. Crie uma estrutura na alta administração de modo a garantir, em um esforço cotidiano, a aplicação dos treze pontos anteriores. A transformação é tarefa de todos.

O método utilizado por Deming adotou também como base a filosofia humanística, segundo a qual os trabalhadores devem ser tratados como seres humanos e não como máquinas. A interpretação passada aos diretores foi: "a produção de produtos 'sem qualidade' é responsabilidade somente da Direção, e não de seus funcionários".

O enfoque de Deming teve como alicerces o controle e a melhoria dos processos.

Desse modo, o mundo observa os japoneses investirem no gerenciamento da qualidade, saindo na frente com **novos conceitos** e liderando o mercado de maneira progressiva.

Como reconhecimento a Deming, o Japão instituiu o **Prêmio Deming de Qualidade**, o maior prêmio da qualidade que uma empresa pode receber.

Deming é considerado o **Pai do milagre industrial** japonês.

J. M. Juran, estatístico e engenheiro, é considerado o **Pai do desenvolvimento administrativo** do Japão por ter ministrado treinamento aos presidentes e aos mais célebres diretores das indústrias japonesas sobre a questão do aperfeiçoamento da qualidade, utilizando a estatística do processo e qualificando o resultado final do produto, bem como sua venda (*marketing*), completando o trabalho de Deming.

Em 1945, em razão dos avanços na área da qualidade, foi fundada a American Society for Quality Control (ASQC), o que contribuiu para a especialização dos profissionais atuantes.

Desse modo, nos anos 1950, os japoneses conseguiram aplicar os conceitos da administração clássica de Fayol e, para alavancar suas indústrias, criaram o conceito *Kaizen* (mudança para melhor – Figura 4.7), idealizado por Masaaki Imai. O intuito era praticar a melhoria contínua e gradual em todos os aspectos (social e econômico) e aumentar a produtividade por meio de reuniões e metas menores.

Sobre o *Kaizen*, Imai ressalta: "O Kaizen aposta em um esforço continuado, em soluções baratas com base no empenho do pessoal, no envolvimento de todos os colaboradores e na ideia central do combate ao desperdício – este aspecto é claramente específico desta abordagem".

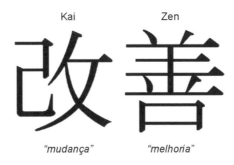

Figura 4.7 *Kaizen* em japonês.

Princípios do *Kaizen*:

- Foco no cliente.
- Melhora contínua.
- Reconhecimento dos problemas abertamente.
- Estímulo à abertura.
- Montagem de trabalhos em equipe.
- Gerenciamento das ações das equipes de trabalho.
- Promoção do relacionamento.
- Autodisciplina.
- Informação a todos os colaboradores.
- Capacitação de todos os colaboradores.

Em 1951 foi publicado o *Quality Control Handbook* (Figura 4.9), de Juran, que tratava da questão dos custos que a prática da "não qualidade" acarretava e do montante que as empresas perdiam por causa das falhas na produção em virtude das sobrecargas e do retrabalho, desperdícios, erros e, consequentemente, da insatisfação dos consumidores com esses produtos. Para Juran, esses custos eram evitáveis e impediriam as perdas financeiras, além de promoverem um diferencial competitivo no mercado.

Segundo Juran, os funcionários deveriam se organizar em pequenos grupos, os quais seriam chamados **Círculos de Qualidade**, e trabalhar no sentido de identificar o problema antes que ele acontecesse.

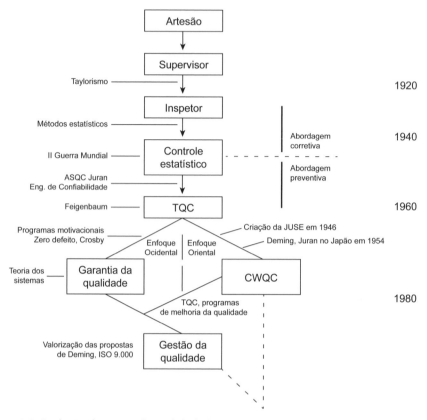

Figura 4.8 Evolução da gestão da qualidade (LIMA, 2008).
(CWQC, sigla do inglês *Company Wide Quality Control*, também conhecido no Brasil por CQAE, Controle de Qualidade Amplo Empresarial; ASQC, American Society for Quality Control; TQC, *Total Quality Control*; CCQ, Círculo de Controle da Qualidade.)

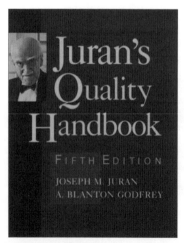

Figura 4.9 Primeira edição do livro de Juran.

Posteriormente, esse modelo abrangeria também a gestão, ampliando assim a visão da qualidade do processo, e seria identificada a **Trilogia de Juran**: Planejamento, controle e melhoria da qualidade.

"Qualidade é adequação ao uso."
Juran

Os princípios para melhoria da qualidade também foram definidos por Juran em 10 passos:

1. Construir uma consciência da necessidade e oportunidade de aprimoramento.
2. Estabelecer metas para o aprimoramento.
3. Organizar, para atingir metas.
4. Proporcionar treinamento.
5. Desenvolver projetos, para solucionar problemas.
6. Relatar os avanços obtidos.
7. Demonstrar reconhecimento.
8. Comunicar os resultados.
9. Manter um sistema de registro de resultados.
10. Manter o ímpeto, tornar o aprimoramento parte dos sistemas e processos da organização.

Em 1956, Armand Vallin Feigenbaum, consultor de qualidade e ex-diretor de operações de manufatura e controle de qualidade da General Electric (de 1958 a 1968), cunhou a expressão Controle da Qualidade Total, posteriormente conhecida como *Total Quality Management* (TQM), com a publicação de artigo na *Harvard Business Review*, em que apresenta o conceito de custo da qualidade.

Nesse mesmo ano de 1956, Feigenbaum publicou o livro *Total Quality Control* (Figura 4.10), no qual afirma que a qualidade está ligada a cada uma das funções, e não apenas aos fatores operacionais, também cabendo à área administrativa e abrangendo, portanto, todas as funções, concluindo a qualidade como tarefa de todos.

Nos anos 1990, quando seu livro completou 40 anos, Feigenbaum salientou os 10 pontos para o sucesso da qualidade total:

1. Qualidade é um processo de toda a empresa.
2. Qualidade é o que o cliente diz que é.
3. Qualidade e custo são uma soma, não uma diferença.
4. Qualidade requer zelo individual e fanatismo da equipe.
5. A qualidade é uma forma de gerir.
6. Qualidade e inovação são mutuamente dependentes.
7. Qualidade é uma ética.
8. Qualidade requer melhoria contínua.
9. A qualidade é o melhor custo-benefício, pelo menos, rota de capital intensivo para a produtividade.
10. Qualidade é implementada com um sistema totalmente conectado com os clientes e fornecedores.

Philip B. Crosby começou a ser notado quando ainda era diretor de qualidade da Martin Company, responsável pela construção de mísseis *Pershing*, onde constatou que conseguiria fornecer produtos e serviços de qualidade mediante a implantação de um rigoroso programa de inspeção. Por este feito, seu gerente criou o sistema de incentivos aos funcionários com vistas a diminuir os defeitos, o que o

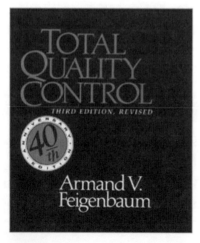

Figura 4.10 Livro *Qualidade total*, de Feigenbaum.

levou a assumir um cargo de confiança para elaboração de um míssil com "discrepância zero". Os resultados positivos levaram a fábrica a trabalhar para o Exército na execução de mísseis sem cometer erros, nem em sua produção nem em sua documentação. Por conseguinte, em 1962, realizado seu intento, "zero defeito" tornou-se o lema da indústria americana.

"Qualidade significa ir ao encontro das necessidades do cliente."
Crosby

Crosby criou o Programa de Melhoria da Qualidade, que contava com 14 etapas:

1. Comprometimento e dedicação da gerência, mediante a elaboração e divulgação da política da qualidade e dos objetivos da empresa.
2. Constituição de equipes para melhoria da qualidade, com representantes de diversas áreas, os quais são coordenados pelos gerentes.
3. Medição dos resultados da qualidade, eliminando o medo da medição. Identificar o que medir e como medir.
4. Avaliação dos custos da qualidade. Prevenção, avaliação, falhas.
5. Conscientização para a qualidade. Estar sempre voltado para a qualidade, comunicando e trocando informações entre todos os membros da equipe.
6. Estabelecimento de um sistema formal de identificação das causas fundamentais dos erros (reunião).
7. Estabelecimento de um comitê especial para a divulgação do programa "zero defeito". Aumento da comunicação, reforçando atitudes de compromisso com a qualidade.
8. Treinamento, educação e orientação formal a todos da empresa: diretores, gerentes e demais funcionários, incluindo também os fornecedores.

9. Criação do Dia do "Zero Defeito", em que os resultados anuais são divulgados e quando se efetua o reconhecimento aos participantes do programa.
10. Estabelecimento de metas e objetivos para todas as áreas. Estas devem ser metas específicas, passíveis de controle e estabelecidas por pessoas que serão responsáveis por seu cumprimento.
11. Remoção da causa dos erros, consultando os operários sobre sua origem. A ideia aqui é: o que foi feito para que o problema nunca mais se repita.
12. Reconhecer e recompensar aqueles que atingiram seus objetivos.
13. Formar os conselhos da qualidade. Reuniões de caráter regular deverão ser realizadas com o objetivo de trocar informações e gerar novas ideias.
14. Fazer tudo de novo, melhorando o processo continuamente.

Com o desenvolvimento de produtos mais avançados, a qualidade expande seus conceitos e sua área de abrangência, difundindo-se para a empresa como um todo, e amplia seu terreno de ação, dissociando-se em duas vertentes de concentração: a ocidental e a oriental.

Merece destaque também o nome de Kaouru Ishikawa (Figura 4.11), da Universidade de Tóquio, que descreveu o círculo de controle de qualidade, diagrama de causa e efeito que consiste em uma ferramenta ímpar no controle de processos e resultados. Nesse período, Juran e Deming fizeram contribuições importantes acerca da aplicação de métodos de controle estatístico aos serviços de saúde.

Ishikawa destacou-se pelos controles de processos, criando ferramentas para o controle da qualidade, e pelos **Círculos de Controle de Qualidade**, também conhecidos como **CCQ**.

As principais metodologias dos CCQ foram:

- **Qualidade total:** foco no cliente com o intuito de atender a suas expectativas.
- **Método *Ring* (decisão): com** base na decisão consensual e no comprometimento individual da equipe com o resultado.

- **Just in time:** eliminação de estoques com o suprimento atendido no momento da utilização dos componentes na produção.
- **Kanban:** controle de produção. A produção é autogerenciada por meio de cartões e painéis, possibilitando o encadeamento de todas as atividades do processo, "puxando" a produção. Trata-se de um meio de sinalizar e controlar os fluxos de produção na fábrica, evitando o acúmulo de estoque de peças e a produção em demasia. O *Kanban* surgiu na fábrica de automóveis japonesa Toyota, por volta de 1980.
- **Kaizen:** melhoria contínua, visando à garantia da melhoria no processo.
- **Manufatura flexível:** fabricação simultânea com variação de modelos de produtos e especificações de acordo com a demanda de mercado.
- **Keretsu:** sistema empresarial peculiar pela formação em redes verticais e horizontais de parceria, incorporando os fornecedores da cadeia produtiva por meio da subcontratação industrial.
- **Poka-Yoke:** destinado a evitar a ocorrência de defeitos em processos e de fabricação, além da utilização de produtos. Inspeção física ou mecânica de 100% durante o processo, no sentido de evitar o erro.

Como um estudioso precoce da qualidade, Ishikawa recebeu vários prêmios, como a Segunda Ordem do Tesouro Sagrado, do governo japonês, e o Prêmio Deming, entre outros.

As **7 Ferramentas** de Ishikawa são:

1. Gráfico de Pareto.
2. Diagrama de Causa e Efeito.
3. Histograma.
4. Folhas de Verificação.
5. Gráficos de Dispersão.
6. Fluxogramas.
7. Cartas de Controle.

A filosofia de Ishikawa consiste nas seguintes sentenças:

- A qualidade começa e termina com a educação.
- O primeiro passo para a qualidade é conhecer as especificações do cliente.
- A situação ideal de qualidade é quando a inspeção não é mais necessária.
- Retire a causa principal e não os sintomas.
- O controle de qualidade é da responsabilidade de todos os trabalhadores e de todas as divisões.
- Não confunda os meios com os objetivos.
- A qualidade deve estar em primeiro lugar e suas perspectivas para longo prazo.
- O *marketing* é a porta de entrada e saída da qualidade.
- A alta gerência não deve demonstrar reações negativas quando os fatos forem apresentados pelos subordinados.
- Noventa e cinco por cento dos problemas na empresa podem ser resolvidos pelas 7 Ferramentas.
- Dados sem a informação de sua dispersão são dados falsos.

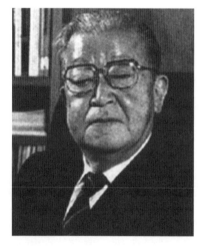

Figura 4.11 Kaoru Ishikawa
(revista.banasqualidade.com.br).

"As falhas são o combustível do sucesso."
Ishikawa

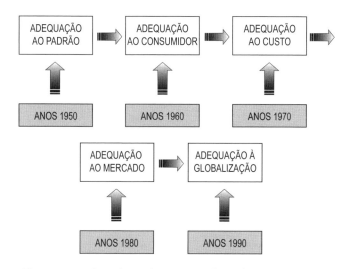

Figura 4.12 Cronologia do processo de evolução da qualidade.

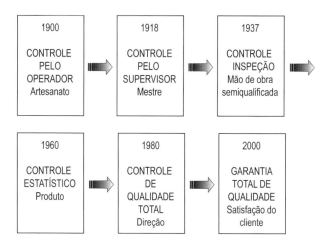

Figura 4.13 Processo evolutivo da qualidade por ano.

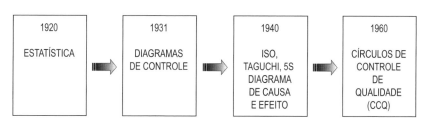

Figura 4.14 Ferramentas da qualidade e sua evolução.

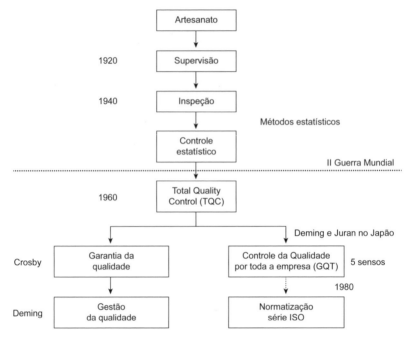

Figura 4.15 Processo histórico da qualidade (MARQUES, 2009 – modificado).

Quadro 4.1 Comparativo dos fatores para definição do conceito de qualidade e seus ideólogos

Fatores	Qualidade	Sistema da qualidade	Abordagem gerencial	Recursos humanos
Autor	Definição	Características	Foco	Fatores
Deming	Perseguição às necessidades dos clientes e homogeneidade do processo de serviços com baixa variabilidade (previsibilidade)	Direcionamento pelas necessidades do consumidor, desenvolvidas pelo aprimoramento dos processos administrativos em uma postura de contínua melhoria em base objetiva e a consequente transferência dos resultados aos clientes	Gerência com ênfase em princípios operacionais e ação pontual, utilizando como ferramenta o controle estatístico de processos adaptado às condições de processo	Promoção de comprometimento, conscientização e motivação mediante a integração de objetivos do desenvolvimento individual por meio do desenvolvimento da empresa

(Continua)

Quadro 4.1 Comparativo dos fatores para definição do conceito de qualidade e seus ideólogos (*continuação*)

Fatores	Qualidade	Sistema da qualidade	Abordagem gerencial	Recursos humanos
Autor	**Definição**	**Características**	**Foco**	**Fatores**
Crosby	Cumprimento das especificações estabelecidas para satisfazer os clientes de modo econômico	Construída por meio do envolvimento de toda a organização em torno de metas da qualidade, firmemente estabelecidas, periodicamente avaliadas a partir de dados confiáveis de custos, como elementos indicadores de necessidades e concentração de esforços	Mecanismos de planejamento e controle alimentados por esquemas eficientes de comunicação	Estabelecimento do comprometimento, conscientização, comunicação e motivação por meio de recompensas
Feigenbaum	Exigência dos clientes concretizadas mediante especificações em todas as fases da produção, com qualidade de processos compatível com tais especificações	Baseadas em forte infraestrutura técnico-administrativa, com procedimentos estabelecidos detalhadamente e integrados dentro da estrutura organizacional; gerenciado por especialistas, dando apoio e assistência a todas as áreas para assegurar integração em torno da função qualidade	Gerência enfatiza a responsabilidade da linha de produção de produtos e serviços pela qualidade e a ferramenta é um sistema de qualidade altamente estruturado	Desenvolvimento da conscientização em torno da contribuição de cada um para com a função qualidade

(*Continua*)

Quadro 4.1 Comparativo dos fatores para definição do conceito de qualidade e seus ideólogos (*continuação*)

Fatores	Qualidade	Sistema da qualidade	Abordagem gerencial	Recursos humanos
Autor	Definição	Características	Foco	Fatores
Juran	Adequação ao uso por meio da percepção das necessidades dos clientes e aperfeiçoamentos introduzidos a partir de níveis de serviços já alcançados	Evidenciadas por meio das próprias características dos produtos e serviços que garantem a satisfação dos clientes (adequação ao uso) e aprimoramento passo a passo por equipes multifuncionais, com critérios de priorização e garantia de que níveis de qualidade já atingidos serão mantidos e melhorados	Funções gerenciais em qualidade com planejamento, execução e melhoria por meio de metodologia de resolução de problemas	Mostrando compreensão da qualidade como uma das principais responsabilidades gerenciais, comprometimento da organização com a qualidade objetiva em todos os níveis, conscientização e consequente envolvimento de todos com projetos de melhoria
Ishikawa	Rápida percepção e satisfação das necessidades do mercado, adequação ao uso dos produtos/serviços e homogeneidade dos resultados dos processos (baixa variabilidade)	Instaladas desde o desenvolvimento e projeto de novos produtos e serviços e aperfeiçoada por meio da estrutura da empresa, reforçadas para uma rede de relações que cobrem as funções da qualidade, de modo a permitir que o cliente perceba que a qualidade esperada e prometida está garantida	A prioridade é o trabalhador buscando a valorização do ser humano, cabendo à gerência a função de ensinar e orientar; a direção deve transferir benefícios alcançados aos colaboradores e à sociedade; as ferramentas visam à integração de atividades	Compreensão da qualidade como inerente ao trabalho, fazendo parte e sendo resultado do trabalho, com construção da qualidade de vida de cada um e da sociedade

Fonte: CARDOSO (1995).

Até os anos 1970, observa-se um foco voltado para o produto físico e não para o cliente. Desse modo, verificamos que os padrões clássicos, em que a ênfase era a produção, ainda vigoravam e a estatística permeava os controles.

Termos como *marketing*, cliente e qualidade não eram as preocupações principais das organizações. Dessa maneira, somente nos anos 1980 surgiu uma visão voltada para a qualidade dos serviços e o comportamento humano, tornando-se um modelo de gestão.

> *"Eficiência é fazer as coisas de maneira correta, eficácia são as coisas certas. O resultado depende de fazer certo as coisas certas."*
> **Peter Drucker**

Vale ressaltar que a qualidade oferecida deve ser de fácil percepção para o cliente, pois, se ele não conseguir perceber, de nada adiantarão os esforços praticados.

Para tanto, faz-se necessário um estudo do perfil da clientela, para conhecimento prévio de suas necessidades e expectativas, com intuito de poder atendê-la plenamente.

Por volta dos anos 1990, a ISO foi utilizada para certificar fornecedores e ampliar seu alcance para as indústrias.

Assim como observamos no início do movimento de preservação ambiental, com valores éticos e sociais sendo somados ao conceito de qualidade, com o intuito de preservar a imagem das empresas, o bem-estar do trabalhador e demonstrar sua preocupação com a comunidade, o resultado dessas ações foi a criação da ISO 14.000, que padroniza requisitos para certificação ambiental.

Os projetos e leis promulgados pelo governo também contribuíram com a política de qualidade, pois obrigou as empresas a se organizarem para evitar problemas legais, o que vem em um crescente até os dias atuais, quando a legislação começa a se tornar uma exigência para as instituições como padrão mínimo de segurança, o que, de modo natural, garantirá também um mínimo de qualidade para o cliente.

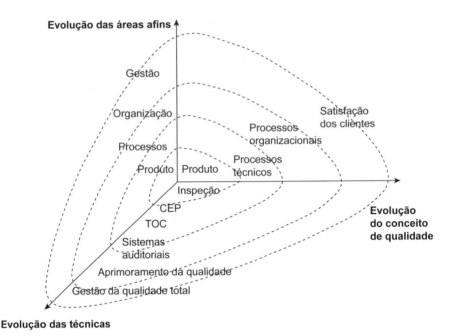

Figura 4.16 Evolução das áreas, técnicas e conceito da qualidade (BARÇANTE, 1998 – modificado).

Desse modo, podemos afirmar que a qualidade vem tendo sua prática disseminada em todos os aspectos, como mostra a Figura 4.16, desde a formação dos profissionais até os serviços e produtos oferecidos.

FERRAMENTAS DA QUALIDADE

Processo

Não poderíamos falar sobre ferramentas de qualidade sem discorrer sobre processo e sua aplicação, já que todas as ações fazem parte de um macroprocesso dividido em micro ou subprocessos.

Se fizermos uma breve consulta ao dicionário, encontraremos a seguinte definição de processo (do latim *procedere*): verbo que indica a ação de avançar, ir para a frente (*pro + cedere*).

Trata-se do sequencial de ações que objetivam alcançar uma meta. É utilizado para criar, inventar, projetar, transformar, produzir, controlar, manter e usar produtos ou sistemas.

Os processos podem ser subdivididos em pequenos processos ou microprocessos, o que irá auxiliar a solução e o acompanhamento das ações de modo a obter resultados mais rápidos e eficazes.

A soma desses processos leva aos macroprocessos, que serão desenvolvidos pelo *staff* da instituição, e aos supermacroprocessos, que serão atribuídos à empresa como um todo. Os processos deverão ser representados por fluxos, o que nos leva a elaborar os fluxogramas, resultando em indicadores ou itens de controle (efeitos), também identificados como características da qualidade.

O processo pode ser dividido em três momentos/etapas (Figura 4.17):

- Entrada.
- Processamento.
- Saída (efeito).

Deve ser ressaltado que todo o processo sempre estará sujeito a várias causas, que poderão afetar seu desempenho ou o resultado final; desse modo, estes serão identificados como itens de verificação.

Usualmente, em nossa área, entenderíamos processo como ações empregadas com vistas a um resultado para o paciente/cliente, desde o início de seu atendimento até a alta, acrescentando-se ainda a disponibilidade de insumos, ações, estrutura física, recursos humanos e valores oferecidos ao ser humano.

As etapas de um processo iniciam-se pela definição, quando determinamos o que irá ser analisado, mapeamos as ações que devem ser realizadas, nos ambientamos com o desempenho atual da instituição e, por

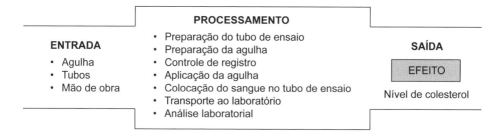

Figura 4.17 Etapas do processo (BONILLA [entre 1990 e 2000]).

meio desse estudo, planejamos as mudanças mediante a identificação dos requisitos dos clientes/pacientes por meio de abordagens e entrevistas. Assim, elencamos as ações que deverão ser organizadas.

Em seguida, procedemos à análise, identificando problemas, buscando causas, definindo oportunidades e desenvolvendo melhorias a partir de uma base sólida para a implantação, avaliando alternativas, desenvolvendo soluções, criando parcerias e fechando os planos.

O próximo passo consiste na implantação das melhorias, identificação dos resultados e análise dos *feedbacks* dos clientes/pacientes, corrigindo e adequando o plano, sempre acompanhando os custos.

A última etapa será a de apresentação do desempenho da empresa de modo global, coroando o resultado com a obtenção de uma certificação e buscando um diferencial de mercado (Quadro 4.2).

Quadro 4.2 Fases do processo

Fases	Objetivos	Ações
Definição do processo	Determinar o processo a ser analisado Mapear as ações Conhecer o desempenho atual Planejar as mudanças Identificar requisitos dos clientes	1. Organizar-se 2. Conversar com o cliente 3. Entender o processo 4. Definir prioridades
Análise do processo	Identificar problemas Buscar causas Definir oportunidades de melhoria Desenvolver os planos de melhoria Buscar as bases para implantação	5. Avaliar alternativas 6. Desenvolver soluções 7. Criar parcerias 8. Finalizar os planos
Melhoria do processo	Implantar planos de melhoria Obter primeiros resultados Analisar *feedbacks* dos clientes Corrigir e ajustar os planos	9. Testar a solução 10. Gerenciar o processo 11. Verificar os custos do processo
Excelência do processo	Apresentar desempenho global do processo Quando avaliado, auditado ou certificado, ser conhecido como superior em relação ao ambiente externo do negócio	12. Obter resultados 13. Buscar diferencial competitivo

Fonte: RODRIGUES (2004).

Os processos deverão ser sempre otimizados mediante a busca constante de adequações, como recursos, produtividade e foco na educação para a qualidade (Quadro 4.3).

As atividades abrangentes e de longo prazo deverão objetivar resultados que beneficiem a instituição, tanto em equipe como individualmente.

Ressaltamos sempre que é possível melhorar a cada dia, visando à qualidade contínua e crescente. A observação é muito importante para a comprovação dos resultados.

Cabe registrar que o gerenciamento dos processos é de vital importância para a eliminação ou redução dos riscos e para auxiliar a implantação de medidas de proteção, como a preservação da vida do paciente, pois durante as etapas do processo é possível a identificação de situações de danos.

Quadro 4.3 Otimização do processo

	Otimização do processo
Atividades características	1. Novo conceito da qualidade, eliminando a ideia de que qualidade não é a falta de defeitos mas, sim, a adequação ao uso
	2. Aumento da produtividade e da capacidade operacional da empresa
	3. Melhor alocação dos recursos humanos da empresa
	4. Otimização dos recursos da empresa (como materiais, equipamentos, tempo, energia, espaço, métodos de trabalho ou influência ambiental)
	5. Adequação crescente entre produto e processo, processo e projeto e projeto e mercado
	6. Estruturação de sistemas de informações para a qualidade
Natureza das ações	Atividades destinadas a gerar resultados benéficos para a permanentes organização
	Resultados de longo prazo
	Ações abrangentes, dirigindo-se para todo o processo (alvo a atingir)
	Atuação, tanto em termos de resultados individuais de áreas, grupos de pessoas ou setores, como na interface entre eles, enfatizando contribuições (individuais ou coletivas) para o resultado global do processo
Prioridade	Definir potencialidades da produção, enfatizando o que o processo tem de melhor hoje e o que é capaz para melhorá-lo ainda mais
Observações	Esta é a única etapa que agrega, efetivamente, valor ao processo e, consequentemente, ao produto

Fonte: ROCHA (2011).

Para dirimir quaisquer dúvidas, apresentamos as definições citadas:

- **Risco:** é a combinação de probabilidade de ocorrências do dano e sua respectiva gravidade.
- **Dano:** é o prejuízo físico ao paciente ou à sua saúde, ou ainda, ao meio ambiente.

É interessante refletirmos sobre a definição de risco, pois geralmente acreditamos que seria quase impossível "tudo dar errado ao mesmo tempo", o que seria a combinação perfeita das probabilidades de ocorrência, ou seja, erros que provocam um efeito dominó.

James Reason apresentou um modelo que ficou conhecido como a **Teoria do Queijo Suíço**, em que de um lado, em inúmeras fatias, temos o perigo e, do outro, o dano (Figura 4.18). A partir do momento em que os erros se somam, esse perigo vai atravessando cada fatia e aumentando a combinação de probabilidade (Figura 4.19), até que esse somatório leva ao dano efetivo ao paciente na forma de um acidente (Figura 4.20), como a queda da cama ou a administração de medicação trocada, entre outros.

As condições latentes podem permanecer adormecidas por muito tempo, não desencadeando qualquer evento, até que se combinem com as falhas de pessoas e de processos.

Como isso ocorre? Digamos que por causa da semelhança na apresentação de uma ampola de medicamento a farmácia de um hospital encaminhou a medicação com outro nome e o responsável pela conferência estava atrasado com a dispensação e agilizou o processo, encaminhando essa medicação à unidade, excepcionalmente naquele dia, de maneira mais rápida, para agilizar o trabalho, e, ao chegar à unidade, a enfermagem estava em horário de troca de plantão e passando as informações para o grupo que chegava para assumir.

Ao chegar para a entrega, o funcionário colocou o material no posto de enfermagem e solicitou que "alguém" da unidade assinasse pelo recebimento, o que foi feito automaticamente por "alguém", que não conferiu, até mesmo pela confiança depositada na farmácia da instituição.

No meio dessa situação, depois de terminada a troca da equipe, acontecem os procedimentos de atendimento matinal aos pacientes do andar, entre eles o de verificação das prescrições para que sejam feitas as medicações. Ao ver os medicamentos no balcão, "alguém" os guarda, partindo do pressuposto de que está tudo checado.

O profissional vai até a prateleira e pega a medicação trocada para administrar em um paciente e na hora toca o telefone. Ele atende e é a manutenção, dizendo que os aparelhos de pressão que desceram para conserto estavam muito avariados e a enfermagem precisará solicitar a compra, pois não mais poderá contar com eles. Nesse meio tempo, a nutricionista chega e pega os prontuários para checar a dieta dos pacientes, e o profissional que está ao telefone desvia a atenção e faz um sinal, solicitando que ela não se distancie muito com aquele que estava ao lado dele pois seria medicado a seguir.

Ao terminar a ligação, a ampola, que continua nas mãos do nosso colaborador, é colocada em uma bandeja com os demais materiais de aplicação e o profissional se encaminha para o quarto do paciente.

Ao chegar junto ao leito, ele cumprimenta com bom-dia o ocupante e pergunta como vai, enquanto começa os preparativos para o procedimento. Neste exato momento, porém, três apartamentos tocam suas campainhas e o autofalante o chama para que compareça o mais rápido possível ao posto.

Evidentemente, estamos trabalhando com suposições, mas a realidade é bem parecida.

A atenção é desviada mais uma vez e o profissional não utiliza o protocolo de segurança de aplicação de medicação. Pronto! Passamos por todas as fatias do queijo e o dano ao paciente acontece. É difícil acontecer, sim, mas é possível!

Por isso, enfatizamos a importância das checagens e atualizações de processos não só para sua otimização, mas para a prevenção de riscos.

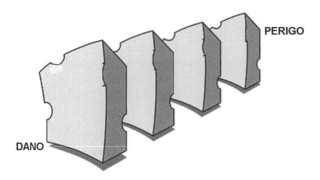

Figura 4.18 Fatias entre o perigo e o dano (REASON, 1997 – adaptado).

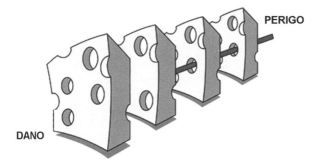

Figura 4.19 "Buracos" – erros nas fatias (REASON, 1997 – adaptado).

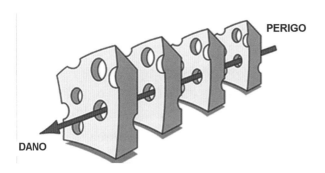

Figura 4.20 Combinação de probabilidades (REASON, 1997 – adaptado).

Macrofluxo

O macrofluxo consiste na representação, em blocos, das etapas de um processo, podendo ser aplicado a produto ou serviços, o qual torna possível a visualização "macro" do processo em questão (Figura 4.21).

Para gerenciamento dos processos, podemos usar uma ferramenta chamada **itens de controle**, que nos oferecerá índices numéricos

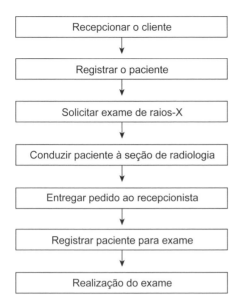

Figura 4.21 Macrofluxo simplificado do processo do atendimento de emergência na radiologia (BONILLA, 2008).

sobre os efeitos de cada ação e/ou processo para que seja possível mensurar sua qualidade.

Desse modo, será possível identificar não conformidades, que, uma vez identificadas, poderão ser corrigidas, as quais também nos servirão como indicadores de qualidade, o que veremos mais adiante.

Vamos apresentar um exemplo, popularmente conhecido, demonstrando os itens de controle em uma unidade de coleta de sangue.

Ao mensurarmos os itens de controle, uma vez identificados por reclamações de pacientes, ou diagnóstico interno, estaremos tratando das não conformidades e gerenciando os indicadores de qualidade.

Com os resultados em mão, elaboramos um gráfico e acompanhamos conforme apresentado no item **Ferramentas da qualidade**, um tema extremamente corriqueiro.

Segundo a Associação Brasileira de Normas Técnicas (ABNT) (ISO 9001, 2008), para a sistematização do processo, pode ser aplicada a metodologia conhecida como *Plan, Do, Check, Act* (PDCA). O modelo PDCA poderá ser utilizado para todos os processos, como podemos verificar pelo detalhamento a seguir.

Quadro 4.4

Não conformidade	Item de controle	Fórmula	Indicador de qualidade
Atraso do atendimento	Porcentagem de atendimento com atraso	Nº de atendimentos com atraso / Nº total de atendimentos	Rapidez
Retorno do paciente por erro de coleta	Porcentagem de retorno por erro de coleta	Nº de retornos / Nº de coletas realizadas	Não retorno do paciente
Repunção (por erro)	Porcentagem de repunção repetida	Nº de repunções / Nº de punções realizadas	Não repetição de punção

PDCA

Conhecido também como ciclo de Shewhart ou ciclo de Deming, o PDCA tem por objetivo nortear um processo através de fases que deverão ser continuamente aplicadas para propiciar a melhoria contínua.

Historicamente já se tinha observado um trabalho inicial idealizado por Taylor, chamado **Controle**, para produção em massa com base em três passos (Figura 4.22):

1. Especificação do produto.
2. Produção propriamente dita.
3. Inspeção/checagem para identificação de não conformidades.

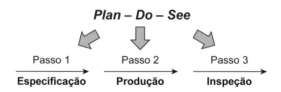

Figura 4.22 Conceito de controle de Taylor e os três processos de produção em massa.

O ciclo se divide em quatro etapas (Figura 4.23):

P Planejamento – concepção e organização das ações
D Fazer – implantação das ações
C Checar – análise e verificação das não conformidades das ações implantadas
A Agir – ação corretiva

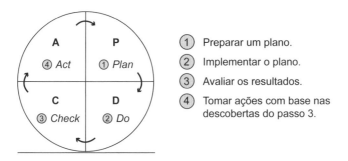

Figura 4.23 Ciclo PDCA desenvolvido no Japão (HOSOTANI, 1992).

Esse método de análise também é conhecido como MASP, método de análise de problemas, e observamos a relação que se estabelece entre PDCA e MASP de acordo com as ilustrações apresentadas nas Figuras 4.24 e 4.25.

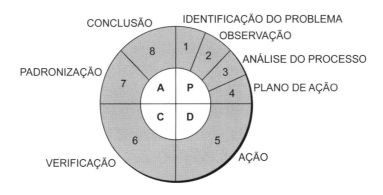

Figura 4.24 PDCA e sua relação com o fluxo (CAMPOS, 1999).

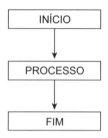

Figura 4.25 Fluxo de controle entre as etapas do PDCA (SELNER, 1999).

A sigla **MASP** significa **M**étodo de **A**nálise e **S**olução de **P**roblemas por meio da sistematização do PDCA. Cada etapa será subdividida em fases e serão indicadas as ferramentas que serão utilizadas em cada uma delas.

Portanto, o **PDCA** será subdividido em oito fases, como mostrado a seguir.

ETAPAS E FASES

Plan
1. Identificação do problema
2. Observação do problema
3. Análise
4. Plano de ação

Do
5. Execução

Check
6. Verificação

Action
7. Padronização
8. Conclusão

Descrição das Etapas e Fases

1. Planejamento (Plan) *(Figura 4.26)*

Fase 1 – Identificação do problema

Uma vez identificado o problema, deve-se quantificar de maneira precisa, de preferência em porcentagem, o quanto ele interfere no processo.

Se ele for muito representativo, poderá ser subdividido em problemas menores, de modo a facilitar sua resolução.

Fase 2 – Observação do problema

Esta é a fase de coleta de dados sobre o problema, ou seja, levantam-se todas as informações utilizando as ferramentas da qualidade, como folha de verificação, gráfico de controle, Pareto, entre outros.

Fase 3 – Análise

Fase de análise das informações e dados levantados na fase anterior e, consequentemente, de conclusão, quando será possível utilizar ferramentas como o diagrama de causa e efeito e a matriz GUT.

2. Execução (Do)

Fase 4 – Plano de Ação

Fase de elaboração do plano de ação 5W2H para o planejamento das ações para solução do(s) problema(s).

Fase 5 – Execução

Nesta fase, colocamos em prática o que planejamos. Em caso de alguma deficiência no grupo executor, deveremos treinar previamente os integrantes para a execução das ações.

3. Checagem (Check)

Fase 6 – Verificação

Após concluídas as ações planejadas, devemos verificar os resultados obtidos e, se não tivermos alcançado nossa meta, devemos retornar à fase do planejamento. Se a meta foi alcançada, será possível partir para a padronização.

4. Ação (Action)

Fase 7 – Padronização

Como descrito previamente, uma vez alcançadas as metas, as ações utilizadas para alcançá-las ou para melhoria do processo deverão ser inseridas e padronizadas para que seja possível dar continuidade ao processo de modo a evitar que o(s) problema(s) ocorra(m). Para a padronização, utilizaremos Procedimento Operacional Padrão (POP), rotinas e fluxogramas.

Fase 8 – Conclusão

Uma vez atualizados ou refeitos os POP, os fluxos e as rotinas, teremos um manual que deverá ser amplamente divulgado em todos os setores e aos funcionários. Esse material deve ficar em local de fácil acesso e disponível para consulta em caso de dúvidas e/ou esclarecimen-

PDCA	FLUXO	ETAPA	OBJETIVO
P	1	Identificação do problema	Definir claramente o problema e reconhecer sua importância.
P	2	Observação	Investigar as características específicas do problema com uma visão ampla e sob vários pontos de vista.
P	3	Análise	Descobrir as causas fundamentais.
P	4	Plano de ação	Conceber um plano para bloquear as causas fundamentais.
D	5	Ação	Bloquear as causas fundamentais.
C	6	Verificação	Verificar se o bloqueio foi efetivo.
C	?	(O bloqueio foi efetivo?)	
A	7	Padronização	Prevenir contra o reaparecimento do problema.
A	8	Conclusão	Recapitular todo o processo de solução do problema para trabalho futuro.

Figura 4.26 Divisão do PDCA.

tos que se façam necessários. O treinamento será essencial aos que não participaram do processo de solução do(s) problema(s) para atualização.

Sugerimos ainda que seja reservada uma hora por dia para leitura em grupo do material, evitando que o colaborador alegue que não teve tempo para leitura devido às inúmeras atividades diárias.

PDCA × FLUXOGRAMA

A Figura 4.27 demonstra a aplicabilidade do PDCA, suas fases e objetivos, bem como a identificação da etapa em que é aplicado dentro de um fluxograma de processos.

O fluxograma exibe a rotina de um processo por meio de simbologia padronizada, convencional, que será abordada com mais detalhes no tópico **Ferramentas da Qualidade** (Figura 4.27).

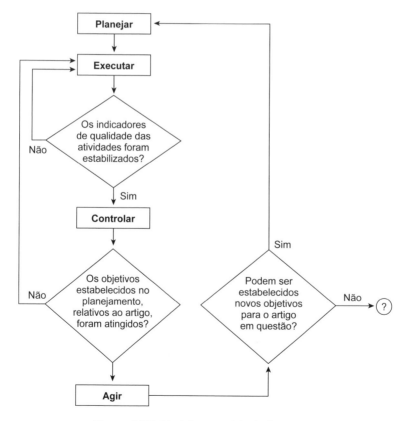

Figura 4.27 Modelo resumido de fluxograma.

Em outras palavras, cada etapa do fluxo corresponde a uma fase do PDCA, como explicado anteriormente, objetivando a identificação do problema.

O gerenciamento das ações de maneira contínua por meio da ferramenta PDCA visa a acompanhar os processos e a garantir a elaboração das ações. Desse modo, poderemos estar sempre checando e corrigindo os erros no sentido de aprimorar o processo. Por este motivo é usada a expressão "rodar o PDCA".

O PDCA deverá ser associado à representação gráfica das fases de uma rotina em paralelo a um pequeno fluxo, para que seja possível entender como o processo poderá ser mapeado de acordo com cada fase.

OS 5 POR QUÊS?

Poderemos associar mais uma ferramenta a ser utilizada com o PDCA, por meio da qual analisaremos a raiz do problema, a partir do simples questionamento do **"Por que"** aconteceu? E assim sucessivamente, cinco vezes, para que sejam obtidas as várias causas e os possíveis efeitos do ocorrido (Figura 4.30).

As perguntas não devem ficar limitadas a cinco, podendo variar para mais ou para menos, conforme a complexidade do problema.

Na década de 1980, *Sakichi Toyoda* (Figura 4.28) desenvolveu essa ferramenta na *Toyota Motor Corporation* para o sistema de produção, o qual foi descrito por *Taiichi Ohno* após observação científica na empresa. Atualmente, é utilizada inserida no *Kaizen*.

Sakichi Toyoda ficou conhecido como o **Pai do Sistema** *Toyota* de produção e chegou a escrever um livro em que relata os problemas na produção em massa e sua superação.

Como se trata de análise de falhas no processo, a pergunta a ser feita é: **Por que o processo falhou?**

Evitando incorrer em erros, deve-se responder à cada pergunta antes de se responder à próxima. Desse modo, veremos todas as não conformidades, suas causas e riscos. Veja o exemplo aplicado à *Toyota*:

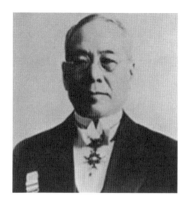
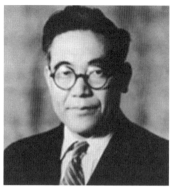

Figura 4.28 Sakichi Toyoda e seu filho, Kichiro Toyoda.

Problema: o veículo não arranca.

1. *Por quê?* A bateria está morta (resposta = motivo).
2. *Por quê?* O alternador não está funcionando.
3. *Por quê?* A correia do alternador arrebentou.
4. *Por quê?* A correia do alternador foi usada muito além de sua vida útil, por não ter sido substituída.
5. *Por quê?* O veículo não foi mantido de acordo com o cronograma de serviço recomendado (uma causa-raiz).
6. *Por quê?* As peças de reposição não estão disponíveis por causa da idade extrema do veículo (o sexto "por quê?" – é opcional) (Figura 4.29).

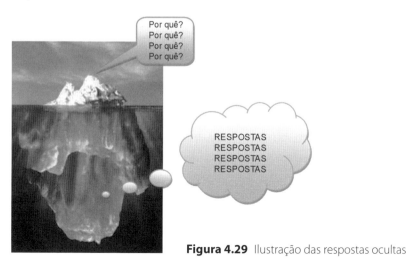

Figura 4.29 Ilustração das respostas ocultas

Já que teremos mais de um problema, poderemos utilizar o **Diagrama da Árvore**, colocando as causas identificadas na sequência das respostas, devendo as fundamentais ser colocadas por último, e as ações apontadas para evitar ou prevenir serão utilizadas no **Plano de Ação 5W1H**.

DIAGRAMA DE ÁRVORE

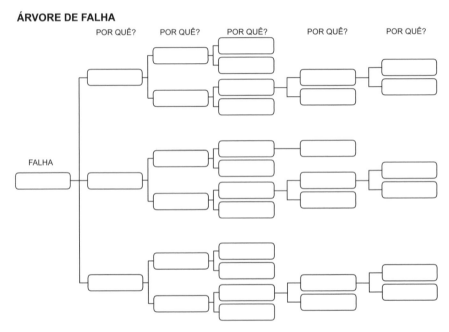

Figura 4.30 Diagrama de árvore utilizado na aplicação do método dos "5 por quês?".

5S (5 Sensos)

O programa, que surgiu no Japão após a II Guerra Mundial, tem como objetivos mobilizar, motivar e conscientizar toda a empresa para a qualidade total, mediante a organização e a disciplina no local de trabalho.

Esse modelo foi utilizado no processo de reconstrução do Japão e reestruturação das empresas japonesas, para que melhorassem a produção e enfrentassem a alta competitividade.

Seu nome se deve ao acrônimo formado por cinco palavras japonesas (Figura 4.31):

- *Seiri* – **Descarte:** separar o necessário do desnecessário.
- *Seiton* – **Arrumação:** colocar cada coisa em seu devido lugar.
- *Seiso* – **Limpeza:** limpar e cuidar do ambiente de trabalho.
- *Seiketsu* – **Saúde:** tornar saudável o ambiente de trabalho.
- *Shitsuke* – **Disciplina:** rotinizar e padronizar a aplicação dos "S" anteriores.

De modo a melhorar a visualização, sugerimos a utilização de um quadro branco (ou da cor de escolha da equipe), chamado quadro *Kanban*, que demonstrará de maneira mais clara o resultado da aplicação do Programa 5S.

O quadro poderá ter a sinalização dos cinco padrões do 5S: utilização, organização, limpeza, asseio e disciplina, identificando de que modo ocorre a evolução em cada critério por meio de ímãs indicativos de *status*.

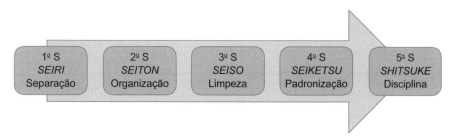

Figura 4.31 Esquema representativo dos 5S (NUNES & ALVES, 2008).

PLANO DE AÇÃO

Trata-se de uma ferramenta utilizada para a organização das ações a serem desenvolvidas para um grupo ou pessoa visando a alcançar **metas**.

"Se o homem não sabe a que porto se dirige, nenhum vento lhe será favorável."
Sêneca

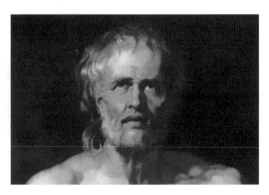

Figura 4.32 Sêneca (4 a.C.-65 d.C.).

PLANO DE AÇÃO (5W2H)

O plano de ação **5W2H** é assim denominado por conter cinco perguntas iniciadas pela letra **W** e duas com a letra **H** (na língua inglesa), conforme será demonstrado a seguir. Também poderá ser usado o esquema **5W1H**, quando não houver a necessidade de conhecer os custos.

Para melhor visualização e acompanhamento pelo profissional que trabalhará com esse plano, reafirmamos a importância de que seja no modelo apresentado, com intuito de evitar descompassos ou eventuais enganos ou esquecimentos no decorrer do cumprimento das ações planejadas. Esse plano deverá ser revisado a cada semana ou a cada 15 dias, conforme a complexidade das ações e/ou metas a serem alcançadas.

Lembramos que todos os setores deverão fazer seus respectivos planos, de acordo com suas necessidades, e o gestor deverá ter nas mãos os planos de todos, não só para seu acompanhamento, mas para que entenda que o gerenciamento é sua tarefa somado às atividades inerentes a seu cargo, peculiarizando assim seu próprio plano.

Assim, todos os planos deverão estar sempre atualizados, no máximo em 72 horas, para que sejam encaminhados ao superior imediato – supervisor ou gerente. Além disso, uma cópia deve ser enviada à diretoria. Deve ser enfatizado que todos os cargos de chefia devem acompanhar o processo.

As cópias deverão ser controladas pelo setor de qualidade, evitando, assim, várias versões de um mesmo documento. Após a conclusão da revisão e/ou atualização de cada plano, um profissional deverá ficar responsável pela versão final. Este poderá ser escolhido, porém trata-se de uma das atribuições do responsável do setor de qualidade.

Desse modo, teremos o seguinte modelo a ser seguido (Quadro 4.5):

Quadro 4.5 Modelo de plano de ação

O quê? Ação (verbo no infinitivo)	Quem? Responsável pela ação (nome)	Quando? (Prazo) Data específica	Por quê? Justificativa	Onde? Local	Como? Metodologia passo a passo	Quanto custa? Orçamento
1.						
2.						
3.						
4.						
5.						
6.						
7.						
8.						
9.						
10.						
11.						
12.						
13.						
14.						

Como estamos falando em ferramentas, apresentaremos mais alguns componentes que se fazem indispensáveis no cumprimento de itens dos programas de qualidade e que são alvo de dúvidas na interpretação.

ROTINAS

Consistem no conjunto de elementos que especificam a maneira exata pela qual uma ou mais atividades devem ser realizadas. Trata-se da descrição sistematizada dos passos a serem dados para a execução das ações que compõem uma atividade na sequência de execução (Figura 4.33).

Portanto, **não** é uniforme para toda organização.

Exemplo – Rotina de recepção a paciente eletivo:

- Cumprimentar o visitante ou acompanhante e orientar sobre as normas e rotinas do hospital.
- Registrar a saída dos pacientes no livro de alta.
- Controlar a entrada de visitantes e acompanhantes por meio de crachás.
- Controlar os pacientes internados por meio de listas nominais.
- Levar informações, objetos e alimentos fora do horário de visita para os pacientes internados.
- Controlar as trocas das sacolas transparentes.
- Guardar pertences e identificá-los com os nomes dos pacientes.
- Oferecer informações aos pacientes a cada duas horas.

As rotinas deverão ser revisadas a cada 6 meses/1ano ou, caso ocorram mudanças, atualizadas.

As cópias originais deverão ficar no setor de qualidade e ter sua distribuição efetuada por este com o recolhimento da rotina anterior, propiciando o controle e garantindo que os profissionais não fiquem desatualizados.

O material não poderá ser fotocopiado, sendo imprescindível a entrega de um original destinado a cada setor e gerenciado pelo gestor da qualidade.

Todas as cópias deverão ter numeração de página, identificação numérica da rotina e data da atualização, além das assinaturas dos responsáveis pelos setores competentes e suas gerências.

Ressaltamos aqui a importância dos treinamentos a cada mudança de rotina.

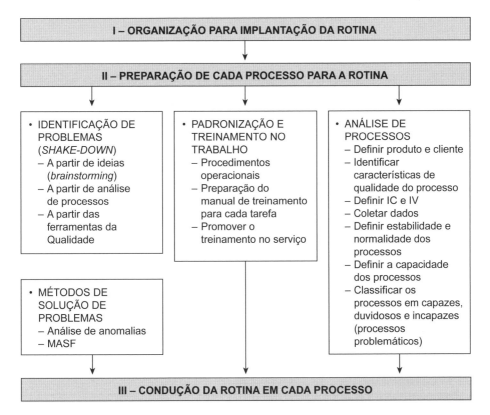

Figura 4.33 As três fases da implantação da rotina (CAMPOS, 1990).

Notas:

1. ***Shake-down*** (tradução: "sacudir para derrubar"): dinâmica de grupo entre os membros de uma mesma equipe para identificar e definir problemas relacionados com o processo e o produto sob a sua responsabilidade. A análise de processos e a solução de problemas são iniciadas por meio desse método.
2. **Análise de anomalias:** versão simplificada do MASP, mediante a conscientização das pessoas acerca da importância de se ter problemas.
3. **IC:** Índice de capacitação.
4. **IV:** Índice de valor (agregado).

Quadro 4.6 Exemplo de rotina

Logomarca	Sistema de gestão pela qualidade	Data: .../.../...
		Código: ROT 00
Rotina para acidentes com perfurocortante		Revisão nº: 00
		Pág.:

1. Objetivo:
- Fornecer informações específicas para todos os funcionários do Hospital X frente ao acidente com perfurocortante.

2. Aplicação:
- Profissionais com contato direto com materiais perfurocortantes.

3. Descrição:

3.1 Funcionário acidentado

No local do acidente deverão ser realizados cuidados locais imediatos:
- Lavagem com água e sabão em casos de exposição percutânea.
- Lavagem com água ou solução fisiológica em abundância em casos de exposição de mucosas.
- Após os cuidados locais, o acidentado deverá ser encaminhado ao responsável pela unidade (enfermeiro).

3.2 Responsáveis pela unidade (enfermeiro)
- Paciente-fonte
  - Verificar se o paciente-fonte tem sorologia para HIV, HBV e HCV; caso não tenha, partir para o ACONSELHAMENTO.
  - Orientação quanto aos riscos do acidente e solicitação do consentimento para realização dos exames para HIV e hepatites B e C.

CÓPIA NÃO CONTROLADA

ROT nº 00

- Após o consentimento, o médico do pronto-socorro preencherá o pedido dos exames e a enfermeira comunicará ao funcionário do laboratório a realização da coleta do sangue.
- O enfermeiro deverá agendar um retorno para aconselhamento pós-teste e entrega dos resultados.
- Durante o aconselhamento pós-teste, o aconselhador (enfermeiro) deve orientar e encaminhar (SESMT), se necessário, ou liberar a fonte, de acordo com os resultados dos exames.
- Em caso de recusa da fonte, o acidentado deverá ser tratado com fonte desconhecida.

Acidentado
- Deverá ser orientado quanto aos riscos do acidente, à possibilidade de quimioprofilaxia e às necessidades de autorização para realização de exames para HIV e hepatites B e C.

Obs.: a recusa do acidentado deve ser registrada e assinada pelo mesmo em formulário próprio. Este formulário deverá ser encaminhado para o SESMT de referência para o acidente, junto com a CAT (comunicação de acidente de trabalho).

CÓPIA NÃO CONTROLADA

ROT nº 00

Fonte: Elaborado pela autora.

PROCEDIMENTO OPERACIONAL PADRÃO

O procedimento operacional padrão (POP) consiste na descrição detalhada e sequencial de como uma atividade deve ser realizada. Sinônimo de técnica, é uniforme para toda a organização (por exemplo, sondagem vesical, aplicação de injeção). O material pode mudar, mas "como fazer" não.

Modelo de sumário para um POP

Sumário

1. Objetivo.
2. Campo de aplicação.
3. Definições.
4. Siglas.
5. Condições gerais.
6. Condições específicas.
7. Responsabilidades.
8. Referências bibliográficas.

Quadro 4.7 Exemplo de POP

LOGOMARCA	PROCEDIMENTO OPERACIONAL PADRÃO	
xxxxxx DE ENFERMAGEM	Código: POP ENF xxx DATA DE EMISSÃO:	REVISÃO Nº xx PÁG.: 01/02 DATA DA REVISÃO:

TAREFA: MEDICAÇÃO VIA INTRAVENOSA

AGENTE: Enfermeira(o), Técnico(a) e/ou Auxiliar de Enfermagem

FINALIDADE
Administrar drogas que requerem ação rápida; quando o paciente apresenta problemas que afetam a absorção, necessita-se usar esquema terapêutico por longo tempo.

RECURSOS:
- 1 Bandeja
  - 1 Agulha 40 × 12mm
  - 1 Almotolia com álcool a 70%
  - 4 Bolas de algodão
  - 1 Par de luvas de procedimento
- Etiqueta
- Medicação prescrita
- 1 Seringa de tamanho correspondente ao volume a ser administrado

(Continua)

Quadro 4.7 Exemplo de POP (*continuação*)

ETAPAS:
01 Conferir prescrição médica, atentando para: data, nome da droga, dose, frequência, via de administração e assinatura do Médico.
02 Higienizar as mãos (ver POP da CCIH nº......).
03 Separar o material a ser utilizado.
04 Pegar o medicamento e conferir: nome do paciente, leito, nome da medicação, prazo de validade e se existe registro de alergia medicamentosa, dose, via e horário.
05 Preparar o medicamento:
- Fazer desinfecção da ampola ou frasco-ampola.
- Partir o gargalo da ampola ou expor a tampa de borracha do frasco-ampola.
- Montar a seringa, conforme já descrito.
- Aspirar a droga, conforme prescrição.
- Manter agulha protegida.

06 Identificar a seringa da medicação com etiqueta contendo: nome do paciente, leito, nome da medicação, dosagem, data e horário.
07 Reunir todo o material na bandeja e levar para junto do paciente.
08 Explicar o procedimento ao paciente.
09 Calçar as luvas.
10 Examinar o local da punção e proceder conforme técnica, se houver necessidade de venipunção;
11 Administrar o medicamento:
- Fazer assepsia do injetor lateral com álcool 70%.
- Fechar o clampe do equipo, se em uso de venóclise.
- Conectar a seringa ao injetor lateral, aspirar para certificar-se de que o cateter encontra-se na veia e injetar a droga.
- Retirar a seringa após administração e abrir o clampe, controlando o gotejamento.

12 Deixar o paciente confortável e a unidade em ordem.
13 Descartar o material perfurocortante na caixa coletora.
14 Retirar as luvas.
15 Higienizar as mãos; (ver POP da CCIH nº......).
16 Registrar o procedimento no prontuário do paciente.
17 Checar e assinar na folha de prescrição médica no horário correspondente.

CUIDADOS:
- Monitorizar o gotejamento, no caso de soluções contínuas, atentando para a escovação do equipo antes da infusão da droga.
- Não administrar medicamentos caso haja dúvidas no entendimento da prescrição.
- Em caso de solução, ao conectar o equipo, colocar a tampa protetora do mesmo cuidadosamente na bandeja com a ponta voltada para cima, evitando contaminação.

(*Continua*)

Quadro 4.7 Exemplo de POP (*continuação*)

AÇÕES EM CASO DE NÃO CONFORMIDADE:
• Caso haja infiltração no acesso venoso, não infundir a medicação, retirar o cateter e realizar uma nova punção venosa. • Em caso de urgência, quando a prescrição for verbal, deve-se administrar a medicação, fazer os devidos registros no prontuário e providenciar imediatamente o registro em prescrição médica. • No caso de a medicação não ser administrada, deve-se circular o horário correspondente, rubricar e justificar na Evolução de Enfermagem. • Em caso de reações adversas, comunicar à Enfermeira. • Na ausência de caixas coletoras nos quartos/enfermarias, descartar o material perfurocortante em cuba e, posteriormente, na caixa coletora.

NORMA

Norma é um termo derivado do latim que significa "esquadro". Uma norma é uma regra, princípio, preceito, lei, que deve ser respeitada e que permite ajustar determinadas condutas ou atividades.

É utilizada quando necessitamos ordenar o serviço e distribuir atividades. É imprescindível a existência das normas para o bom desenvolvimento do trabalho e a organização da equipe e da instituição.

A forma como a classificação da informação é praticada em uma organização depende das diretrizes, que é o passo seguinte da norma.

NORMA TÉCNICA

Documento estabelecido por consenso entre os pares e aprovado por um órgão reconhecido internamente, o qual se responsabiliza por este e autoriza sua distribuição para uso comum, o que estabelecerá a conduta a ser seguida para obtenção de resultados e organização. Essas normas poderão ser utilizadas em serviços, processos, sistemas de gestão e recursos humanos.

Quadro 4.8 Exemplo de norma

LOGOMARCA	Programa de gestão de qualidade	Data: ..../..../........
		Código: NOR.....
		Revisão nº 00
Norma para divulgação de documentos em mural		Pág: 1/1
1. Objetivo:		
Estabelecer critérios para divulgação de conteúdos em murais do Hospital X.		
2. Aplicação:		
Todos os murais do Hospital.		
3. Descrição:		
3.1. Toda correspondência externa que chegar ao Hospital deve passar por uma seleção prévia do responsável, que deve emitir autorização para publicação.		
3.2. Só devem ser autorizadas as publicações que têm os seguintes objetivos:		
3.2.1. Divulgação de eventos, seminários, jornadas, congressos e encontros do meio saúde.		
3.2.2. Documentos oficiais de ordem de esclarecimentos ao público em geral.		
3.2.3. Divulgação de atividades culturais da comunidade.		
3.3. Serão vetados para publicação nos murais:		
3.3.1. Documentos não autorizados pela Diretoria.		
CÓPIA NÃO CONTROLADA		
NOR nº.......		

Fonte: Elaborado pela autora.

As normas poderão ser instituídas para desempenho, produtividade, segurança, qualidade ou, ainda, para estipular padrões, procedimentos, usos, designar classificações, terminologias ou glossários, oferecendo um modelo de mensuração ou definição de perfil (Figuras 4.34 e 4.35).

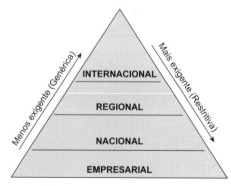

Figura 4.34 Linha de hierarquia das normas (Rede Brasileira de Calibração [RBC]).
Fonte: http://www.normalizacao.cni.org.br/normas_tecnicas.htm.

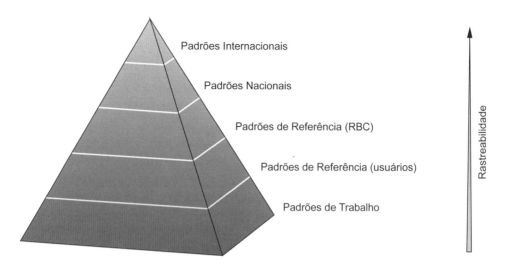

Figura 4.35 Sequência de rastreabilidade de acordo com padrões (Rede Brasileira de Calibração [RBC]). *Fonte*: http://www.normalizacao.cni.org.br.

As normas podem ser necessárias para o cumprimento de **Regulamentos Técnicos**.

REGULAMENTOS TÉCNICOS

São os documentos que determinam o cumprimento de regras de maneira obrigatória, originados de um poder maior, legalmente constituído (pode ser de um órgão municipal, estadual ou federal).

Como o próprio nome diz, são técnicos porque se referem a requisitos técnicos ou baseados em normas técnicas.

Podem se referir a serviço, produto ou processo.

Também poderão ser utilizados para regulamentar um procedimento técnico, que deve ser cumprido, para efeito de estabelecimento de padrões de boas práticas em determinada área.

Um exemplo popular são as normas regulamentadoras (NR) do Ministério do Trabalho e Emprego (MTE), que consistem em regulamentos técnicos de segurança e medicina do trabalho que são representados por normas.

Observe o enunciado da Norma Regulamentadora 1(NR 1):

NR 1 – DISPOSIÇÕES GERAIS

As Normas Regulamentadoras (NR) relativas à segurança e à medicina do trabalho são de observância obrigatória pelas empresas privadas e públicas e pelos órgãos públicos da administração direta e indireta, bem como pelos órgãos dos Poderes Legislativo e Judiciário que possuam empregados regidos pela Consolidação das Leis do Trabalho – CLT.

EXEMPLOS DE NORMAS REGULAMENTADORAS (NR)

Normas Regulamentadoras do Ministério do Trabalho e Emprego

NR 1 – Disposições Gerais
NR 2 – Inspeção Prévia
NR 3 – Embargo ou Interdição
NR 4 – Serviços Especializados em Engenharia de Segurança e em Medicina do Trabalho
NR 5 – Comissão Interna de Prevenção de Acidentes (CIPA)
NR 6 – Equipamento de Proteção Individual (EPI)
NR 7 – Programa de Controle Médico de Saúde Ocupacional
NR 8 – Edificações
NR 9 – Programa de Prevenção de Riscos Ambientais
NR 10 – Segurança em Instalações e Serviços em Eletricidade
NR 11 – Transporte, Movimentação, Armazenagem e Manuseio de Materiais
NR 12 – Segurança no Trabalho em Máquinas e Equipamentos
NR 13 – Caldeiras e Vasos de Pressão
NR 14 – Fornos
NR 15 – Atividades e Operações Insalubres
NR 16 – Atividades e Operações Perigosas
NR 17 – Ergonomia
NR 18 – Condições e Meio Ambiente de Trabalho na Indústria da Construção

NR 19 – Explosivos
NR 20 – Segurança e Saúde no Trabalho com Inflamáveis e Combustíveis
NR 21 – Trabalhos a céu aberto
NR 22 – Segurança e Saúde Ocupacional na Mineração
NR 23 – Proteção contra incêndios
NR 24 – Condições Sanitárias e de Conforto nos Locais de Trabalho
NR 25 – Resíduos Industriais
NR 26 – Sinalização de Segurança
NR 27 – Registro Profissional do Técnico de Segurança do Trabalho no Ministério do Trabalho
NR 28 – Fiscalização e Penalidades
NR 29 – Segurança e Saúde no Trabalho Portuário
NR 30 – Segurança e Saúde no Trabalho Aquaviário
NR 31 – Segurança e Saúde no Trabalho na Agricultura, Pecuária Silvicultura, Exploração Florestal e Aquicultura
NR 32 – Segurança e Saúde no Trabalho em Estabelecimentos de Saúde
NR 33 – Segurança e Saúde no Trabalho em Espaços Confinados
NR 34 – Condições e Meio Ambiente de Trabalho na Indústria da Construção e Reparação Naval
NR 35 – Trabalho em Altura

Vejamos agora como se apresenta uma norma aplicada à área da saúde:

NR 6 – Equipamento de Proteção Individual

6.1 Para os fins de aplicação desta NR considera-se Equipamento de Proteção Individual (EPI) todo dispositivo de uso individual, de fabricação nacional ou estrangeira, destinado a proteger a saúde e a integridade física do trabalhador e que possua o Certificado de Aprovação (CA), pelo Ministério do Trabalho e Emprego (MTE). A empresa é obrigada a fornecê-lo aos empregados gratuitamente. (CLT – Artigo 166, inciso 6.3, subitem A; Artigo 167, inciso 6.2.)

6.1.1 Entende-se como Equipamento Conjugado de Proteção Individual todo aquele composto por vários dispositivos que o fabricante tenha associado contra um ou mais riscos que possam ocorrer simultaneamente e que sejam suscetíveis de ameaçar a segurança e a saúde no trabalho.

Outro exemplo são as normas internacionais ISO (*International Organization for Standardization*) publicadas pela Organização Internacional de Normalização, órgão não governamental fundado em Genebra, Suíça, que desenvolve normas de caráter voluntário. Portanto, por não terem origem jurídica, não são obrigatórias. A Organização Internacional de Normalização é o principal órgão responsável pela normalização, cabendo a cada país ter um representante nessa organização.

A sigla ISO é derivada do grego isos, que significa igualdade, demonstrando assim o principal motivador da organização e explicitando, desse modo, que não se trata de acrônimo para *International Organization for Standardization* (Figura 4.36).

Aplicadas a produtos, serviços e boas práticas, as normas internacionais ISO visam à otimização das empresas.

A ISO atua no desenvolvimento sustentável, na alimentação, nas mudanças climáticas e até mesmo na área da saúde, servindo como resposta às necessidades da indústria e dos consumidores, exceto na área de electricidade e eletrônica, cuja responsabilidade é da *International Electrotechnical Commission* (IEC).

As normas da ISO são elaboradas por um comitê técnico composto de especialistas e representantes de todos os países, que se baseiam

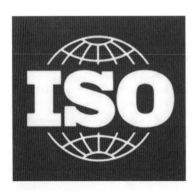

Figura 4.36 Logomarca da ISO.
Fonte: www.iso.org.

em consensos e opiniões dos interessados no tema em questão e chegam a um padrão (norma aplicada de fato) de resultado em uma ou mais normas.

No Brasil, a ABNT (Figura 4.37) conta com o Comitê Brasileiro para a Qualidade, o **CB-25**, que contribui com as normas da Série ISO 9000 junto ao **ISO/TC 176** (*Quality Management and Quality Assurance*), no **ISO/CASCO** (*Committee on Assessment Conformity*), **COPANT** (*Cooperação Pan-Americana de Normas Técnicas*) e **MERCOSUL**.

O Comitê Técnico CB-25 da ABNT é o grupo que interpreta as normas **NBR**-ISO, como foram validadas no Brasil. Caso ocorra alguma discordância de consenso, os técnicos do comitê se reportarão ao ISO/TC 176, órgão autorizado internacionalmente a fornecer interpretações oficiais sobre esses requisitos. Este ainda é responsável pela elaboração e difusão das normas entre os membros dos Comitês.

Alguns exemplos de normas:

- **Série ISO 9000**: Gestão da qualidade em ambientes de produção.
- **Série ISO 9001**: Sistemas de gestão da qualidade: exigências – norma requerida para um Sistema de gestão da qualidade e Certificação.
- **Série ISO 9004**: Sistemas de gestão da qualidade – melhoria contínua do desempenho.

Deve ser enfatizado que a ISO série 9000 se refere ao sistema de gestão da qualidade e não às especificações de produto ou serviço, ou

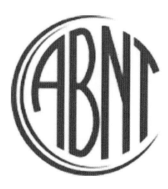

Figura 4.37 Logomarca da ABNT.
Fonte: abnt.org.br.

seja, indica apenas que o produto ou serviço terá as mesmas características e padrões, não significando que este produto ou serviço será superior aos demais ofertados.

A ISO 9000 oferece, basicamente, organização documental de rápido acesso e adequação das condições dos equipamentos a serem utilizados.

DIRETRIZ

Entende-se por diretriz uma linha que deverá ser seguida para a execução de um plano (Figura 4.38), de modo que sejam alcançadas as metas. Esse plano está inserido em um planejamento que visa ao futuro da instituição, ou seja, onde ela deseja estar em 5 ou 10 anos.

Quando falamos em metas, imediatamente vem à nossa mente o planejamento estratégico. Este será a diretriz do gerenciamento para melhoria da qualidade das ações que serão praticadas no mercado para que sejam atingidas as metas.

O Sistema de Gestão por Diretriz (GPD), também conhecido no Japão como *Hoshin Kanri* (*Hoshin* = direção; *Kanri* = execução), foi desenvolvido por Yoji Akao.

"O Hoshin Kanri proporciona um processo passo a passo para o planejamento, a execução e a revisão das mudanças."
Campos (2004)

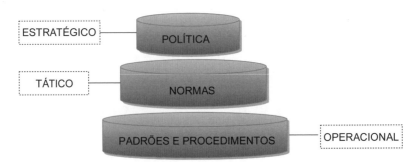

Figura 4.38 Representação da hierarquia dos documentos em um plano estratégico.
Fonte: elaborado pela autora – MARQUES, 2014.

Para tanto deveremos obedecer a determinados procedimentos. E o que são procedimentos?

Procedimentos são condutas, comportamentos, maneiras de agir, que precedem a norma.

POLÍTICAS

São estabelecidas no nível estratégico (direção) e deverão ser obedecidas no processo de implantação das boas práticas, sendo também conhecidas como diretrizes da organização. Certamente ouviremos com frequência esta palavra em um preparo para Certificação de Qualidade, motivo pelo qual procuramos detalhá-las, uma vez que ainda se observa um desconhecimento sobre a diferença entre os conceitos supracitados.

Agora que conhecemos o conceito dos principais documentos, passemos à sua ordem hierárquica, conforme ilustrado na Figura 4.39.

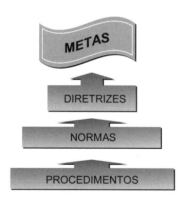

Figura 4.39 Sequencial hierárquico dos documentos.

AS SETE FERRAMENTAS DA QUALIDADE

Ferramentas são indispensáveis para mensuração e acompanhamento de indicadores, principalmente quando se pretende obter qualidade.

Para tanto apresentaremos as sete ferramentas da qualidade mais utilizadas, que auxiliarão o processo de acompanhamento e gerenciamento de processos e o alcance de metas.

Quando falamos em ferramentas da qualidade, não podemos nos esquecer do precursor da qualidade e que também desenvolveu e aprimorou, em 1960, as sete ferramentas, as quais certamente resolveriam cerca de 95% dos problemas.

Cartas de controle

As **cartas de controle** (Figura 4.40) constituem uma ferramenta de qualidade originada do Controle Estatístico do Processo (CEP). Essa ferramenta é bastante complexa, pois envolve a coleta apropriada de dados do processo, a determinação da estabilidade do processo, o cálculo de limites de controle, o treinamento dos operadores que irão lidar com a carta e a preparação da empresa para que todos possam entender os sinais que elas fornecem (Figura 4.41).

Coletam-se os dados de maneira sequencial, utilizando-se de uma amostra entre 100 e 125 amostras divididas em subgrupos. Calculam-se os limites de controle e, em seguida, elabora-se a carta.

Desse modo, poderemos avaliar, em uma frequência predeterminada, se há padrões que apresentam e indicam algum desvio no processo a ser corrigido.

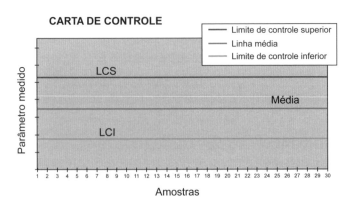

Figura 4.40 Modelo de carta de controle com limites superior, médio e inferior.

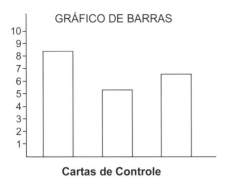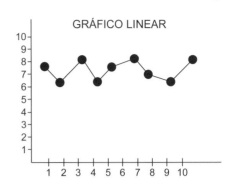

Figura 4.41 Gráfico de barras e linear.

Onde:
Para as médias:

Limite superior de controle: $LSC = X_o + 3{,}09 \dfrac{\sigma_o}{\sqrt{n}}$

Limite inferior de controle: $LIC = X_o + 3{,}09 \dfrac{\sigma_o}{\sqrt{n}}$

onde:
X_o = média das amostras.
σ_o = desvio padrão das amostras
n = tamanho das amostras.

Estimativa da média das amostras:

$X = \dfrac{\sum xi}{r}$, onde:

xi = observações individuais.
r = número de observações individuais.

Diagrama de Causa e Efeito ou Diagrama de Ishikawa

Também conhecido como "espinha de peixe", é utilizado para facilitar a visualização dos fatores que causam o problema e seu efeito.

Normalmente elaborado a partir de um *brainstorming* (ver próximo tópico), permite que sejam agrupadas as possíveis causas do problema. Esses grupos podem ser associados ao 6M (Figuras 4.42 e 4.43), quais sejam:

- Máquina: todos os equipamentos e sistemas (informática, telecomunicações etc.) utilizados para a realização do trabalho.
- Método: a forma como o processo analisado é realizado; a organização das informações e do trabalho.
- Mão de obra.
- Matéria-prima ou material característico dos insumos necessários para a realização do processo.
- Meio ambiente: características físicas do ambiente de trabalho (temperatura, ruídos, iluminação etc.), bem como a relação entre as pessoas da organização (motivação, remuneração, relação entre diferentes níveis hierárquicos).
- Medida: de que modo o resultado é medido; a supervisão do comportamento do processo.

Também poderemos classificar de acordo com os **4P: Políticas, Procedimentos, Pessoal e Planta** (instalação física). As categorias são apenas exemplos de classificação, podendo ser adaptadas de acordo com a realidade.

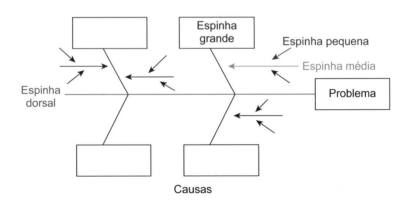

Figura 4.42 Divisões do Diagrama de Ishikawa (4M ou 4P).

CONSTRUÇÃO DO DIAGRAMA

- **Efeito ou problema:** enunciado da análise.
- **Na espinha dorsal:** aponta para o efeito da situação analisada.
- **Na ponta da espinha dorsal:** problema acarretado (indicador de qualidade).
- **Na espinha grande:** representa os principais grupos de fatores relacionados com o efeito (M ou P).
- **Na espinha pequena:** subcausa que contribui para a causa.
- **Na espinha média:** causa direta; fatores relacionados com o problema.

MODELO DE DIAGRAMA DE CAUSA E EFEITO OU DIAGRAMA DE ISHIKAWA (6M)

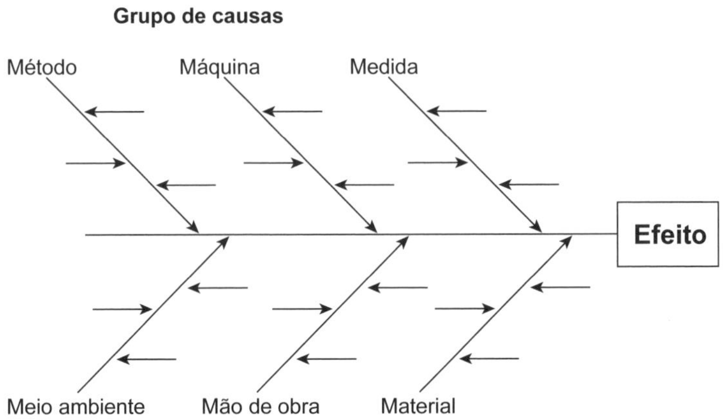

Figura 4.43 Divisões do Diagrama de Ishikawa (6M).

FOLHA DE VERIFICAÇÃO

Folha de frequência das ocorrências

A leitura dos dados obtidos será demonstrada em uma tabela, indicando a ocorrência e a frequência em que ocorrem.

Sempre que determinada situação acontecer, marcaremos com um sinal cada item previamente identificado por intermédio de um *brainstorming* ou em caso de situações previamente conhecidas (Quadro 4.9).

Ao final, somaremos e verificaremos qual(is) item(ns) teve (tiveram) maior ocorrência, tornando visível o(s) problema(s) que deveremos resolver ou para o(s) qual(is) devemos implantar ações corretivas.

Quadro 4.9 Modelo de folha de verificação

Item	Ocorrências
1	IIII II IIIII IIII
2	II I III
3	I
4	IIIII IIIII IIIII

No Quadro 4.9 as ocorrências são demonstradas com números (itens), porém veremos um exemplo prático no Quadro 4.10.

Quadro 4.10 Folha de resultado de ocorrências

% de ocorrência	Frequência	Total	% Representado
0 a 10			
10 a 20			
20 a 30			
30 a 40			
40 a 50			
50 a 60			
60 a 70			
70 a 80			
80 a 90			
90 a 100			

Gráfico de Pareto (Lei de Pareto)

Nome dado ao estudo que Vilfredo Pareto, economista italiano, publicou, em 1897, no *Cours d'Économie Politique* sobre a análise da renda na Inglaterra, que ficou conhecido como **Lei de Pareto**.

Pareto chegou à conclusão de que a maior parte da riqueza estava nas mãos de poucos, mas esse resultado se mantinha em uma relação de proporção 80:20 entre as pessoas e a propriedade das terras. O padrão se manteve em todos os grupos estudados. Desse modo, a Lei de Pareto também ficou conhecida como **Regra 80:20**.

Tomamos como exemplo o discutível atraso cirúrgico, sempre polemizado em hospitais.

Analisando o movimento de um centro cirúrgico, levantaremos os principais motivos que levam ao atraso das cirurgias.

Vamos utilizar um caso fictício em que foram levantados 140 (n) procedimentos cirúrgicos que sofreram atraso em determinado mês e a cada atraso marcamos o respectivo motivo que levou a esse atraso, conforme folha de frequência de ocorrências mostrada no Quadro 4.11.

Quadro 4.11 Folha de ocorrência de atraso de cirurgias

Ocorrência	Verificação (quantidade)	Total verificado
Anestesista (AA)	IIII	4
Cirurgião (AC)	IIIII, IIIII	10
Sala ocupada (SO)	IIIII, IIIII, IIII	30
Roupa (Falta) (FR)	IIIII, IIIII, IIIII, IIIII	70
Material esterilizado (Falta) (FME)	IIIII, IIIII, IIIII, I	16
Demais... (menos relevantes)	IIIII, IIIII	10
Total de cirurgias atrasadas		**140**

Após o levantamento dos dados, elaboraremos o gráfico com o total de cirurgias atrasadas (n), as causas levantadas e a porcentagem dessas ocorrências em nosso universo (n = 140) (Figura 4.44).

Observando o gráfico, verifica-se que o item que mais influenciou o atraso das cirurgias foi a falta de roupa (FR), assim como todos os outros que interferiram no processo naquele determinado mês e sua representatividade percentual (50%).

Portanto, como podemos evidenciar, o Diagrama ou Gráfico de Pareto nos mostra a incidência de uma ou várias não conformidades ou causas de determinado problema, demonstrando que a maioria dos efeitos corresponde a poucas causas significativas (Figura 4.45).

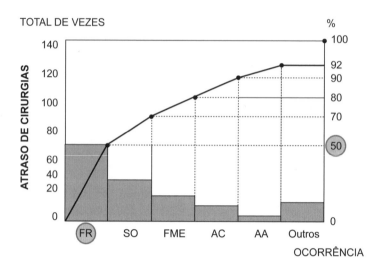

Figura 4.44 Gráfico de Pareto representativo da folha de ocorrência.

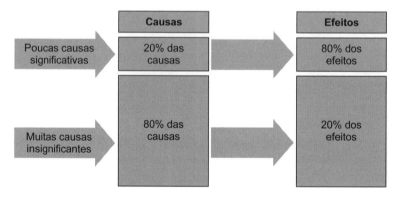

Figura 4.45 Princípio de Pareto (MARTINS, 2010).

Em seguida, iremos aprofundar nossa análise e verificar os agentes que contribuíram para a ocorrência de cada um desses itens.

Vimos anteriormente que a ferramenta mais indicada é o Gráfico de Ishikawa, com o qual podemos determinar as causas e os fatores interferentes. Assim teremos um diagrama que poderá levantar várias ocorrências, além das citadas em nossa folha de verificação, e os respectivos fatores envolvidos em sua ocorrência, tornando visíveis os casos em que poderemos atuar, para que não voltem a se repetir (Figura 4.46).

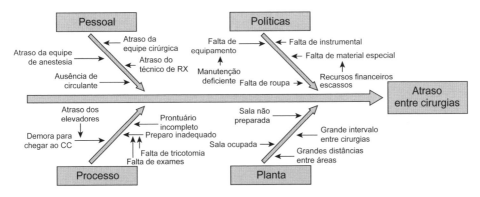

Figura 4.46 Exemplo de diagrama de possíveis causas de atraso de cirurgias (MALIK & SCHIESARI, 1998 – modificado).

Lembrando que retiramos os dados do Gráfico de Pareto, conforme demonstra a Figura 4.47.

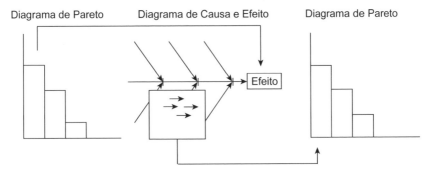

Figura 4.47 Demonstração da origem dos dados (ROSSATO, 1996).

Repare que, neste caso, os M foram substituídos por **P**, porém com a mesma representatividade descrita anteriormente. Seguindo o raciocínio, poderemos elaborar nosso diagrama da maneira mais conveniente.

Ishikawa nos dará todos os interferentes sobre os quais poderemos agir ou não para evitar que as cirurgias continuem sofrendo atrasos. Evidentemente, nem todos os problemas poderão ser sanados, pois sua resolução dependerá de pessoas e não necessariamente de ações corretivas, como, por exemplo, no caso de um cirurgião que tem seu pneu furado a caminho do hospital, mas o atraso do paciente para chegar ao centro cirúrgico por falta de tricotomia poderá ser corrigido junto à equipe da unidade mediante o estabelecimento de horários, lista de checagem ou algo do gênero.

Histograma

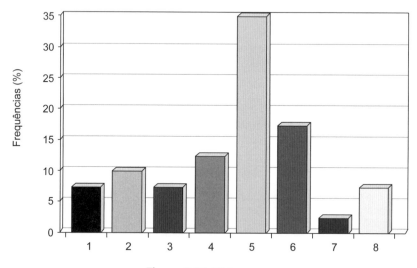

Figura 4.48 Histograma.

O histograma é uma representação gráfica da distribuição de frequências de um grupo de medições, normalmente um gráfico de barras verticais. O histograma auxilia a se ter melhor visualização dos dados numéricos para a tomada de decisões.

Ele pode apresentar dados de maneira mais objetiva e clara do que os demais gráficos ao comparar duas grandezas: as classes e a frequência com que determinada classe de dados ocorre.

Em geral, o histograma é utilizado em situações menos complexas, como ferramenta gerencial.

1. Tenha uma amostra de no mínimo 50 e no máximo 100 dados.
2. Identifique o maior (máximo) e o menor (mínimo) valor.
3. Calcule a amplitude dos dados (A = máx. − mín.).
4. Determine o número de classes.

5. Calcule a amplitude das classes.
6. Determine os limites das classes.
7. Construa a tabela com os dados.
8. Elabore o histograma conforme demonstra a Figura 4.49.

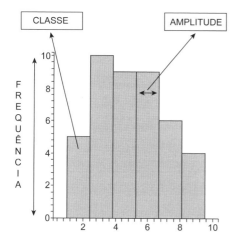

Figura 4.49 Histograma demonstrando a classe e a amplitude.

Gráficos de dispersão ou diagrama de correlação

Os **diagramas de dispersão** são gráficos por meio dos quais podemos visualizar a relação entre duas variáveis. Podem ser usados para verificar uma relação de causa e efeito de uma variável com a outra, tornando mais clara a interpretação dessa relação.

Podem ser usados para comparação do desempenho dos funcionários, produtividade, efeito de dois tratamentos diferentes, idade, peso e altura, entre outros.

Exemplo: dispondo o número de funcionários, como exemplificado acima, e inserindo as variáveis X e Y, teremos a seguinte tabela:

Disposição dos funcionários e variáveis

Funcionários	Variável X	Variável Y
A	8	5
B	4	3
C	–	–
D	–	–

Uma vez a tabela pronta, passamos a representar graficamente os dados (Figura 4.50).

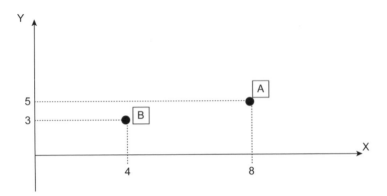

Figura 4.50 Representação gráfica dos dados.

Dessa maneira, ao preenchermos todos os dados da tabela, teremos vários pontos que serão comparados entre si de acordo com o número de variáveis levantadas e indivíduos, e estabeleceremos um padrão de resultados, como demonstrado na Figura 4.51.

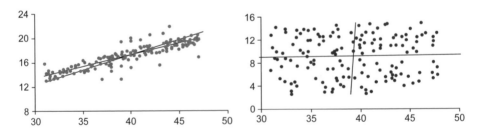

Figura 4.51 Padrão de acordo com os dados obtidos.

Fluxograma

O fluxograma (Figura 4.52) é representado por várias formas geométricas e demonstra a sequência das ações de um processo, com cada forma determinando uma ação e sendo representada por uma simbologia padrão ou convenção (Figura 4.53).

Fluxograma para um domingo

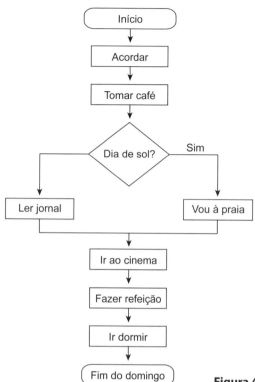

Figura 4.52 Exemplo de fluxograma (CRUZ, 1997).

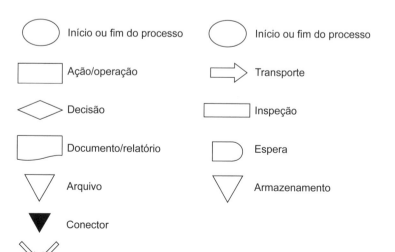

Figura 4.53 Simbologias utilizadas em fluxograma (MALIK & SCHIESARI, 1998).

As ações de determinado processo poderão ser representadas em um fluxograma, onde poderemos visualizar, de modo mais claro, o envolvimento de cada etapa de todos os processos que se inter-relacionam e identificar cada uma, analisando e readequando os retrabalhos (Figura 4.54).

O fluxograma também pode ser utilizado para estudo e otimização de tempos e movimentos do processo.

Exemplo:

Fluxograma de agendamento por telefone

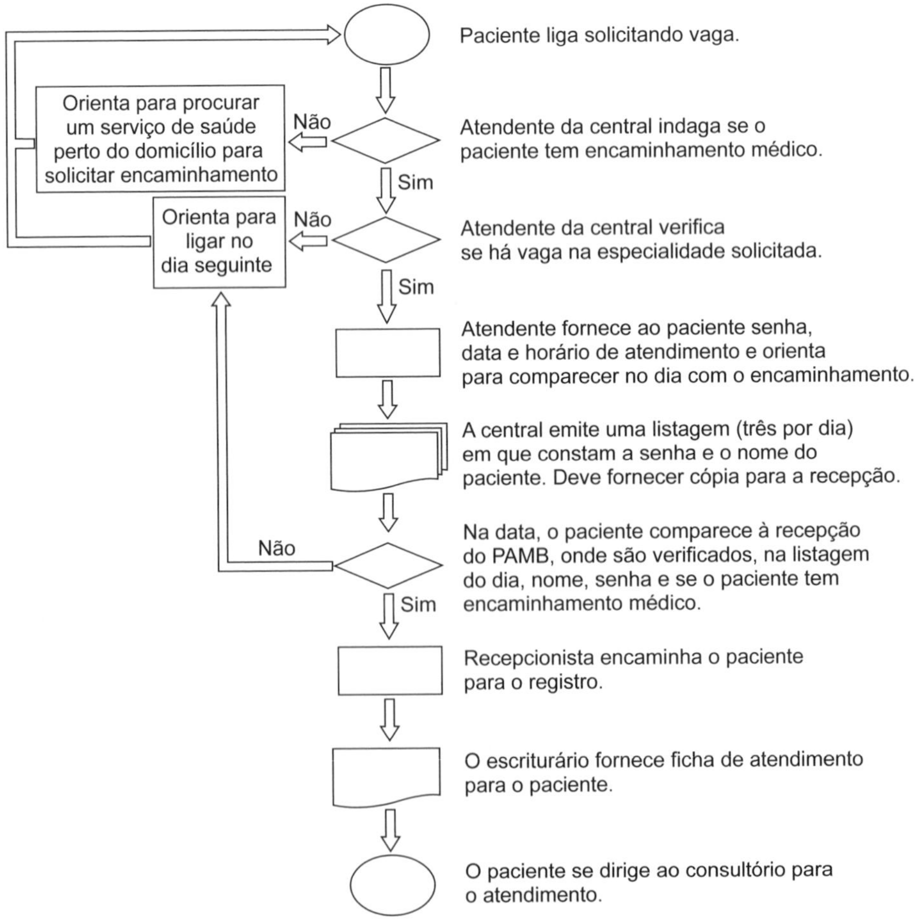

Paciente liga solicitando vaga.

Atendente da central indaga se o paciente tem encaminhamento médico.

Orienta para procurar um serviço de saúde perto do domicílio para solicitar encaminhamento (Não)

Orienta para ligar no dia seguinte (Não)

Atendente da central verifica se há vaga na especialidade solicitada.

Atendente fornece ao paciente senha, data e horário de atendimento e orienta para comparecer no dia com o encaminhamento.

A central emite uma listagem (três por dia) em que constam a senha e o nome do paciente. Deve fornecer cópia para a recepção.

Na data, o paciente comparece à recepção do PAMB, onde são verificados, na listagem do dia, nome, senha e se o paciente tem encaminhamento médico. (Não)

Recepcionista encaminha o paciente para o registro.

O escriturário fornece ficha de atendimento para o paciente.

O paciente se dirige ao consultório para o atendimento.

Figura 4.54 Exemplo de fluxograma para agendamentos por telefone (MALIK & SCHIESARI, 1998). (*PAMB*, posto ambulatorial.)

E quando utilizar as ferramentas? Vejamos no Quadro 4.12.

Quadro 4.12 Resumo das utilidades das principais ferramentas da qualidade

Ferramenta	O que é?	Para que utilizar?
Folha de verificação	Planilha para a coleta de dados	Para facilitar a coleta de dados pertinentes a um problema
Diagrama de Pareto	Diagrama de barra que ordena as ocorrências do maior para o menor	Priorizar os poucos mas vitais
Diagrama de causa e efeito	Estrutura do método que expressa, de modo simples e fácil, a série de causa de um efeito (problema)	Ampliar a quantidade de causas potenciais a serem analisadas
Digrama de dispersão	Gráfico cartesiano que representa a relação entre duas variáveis	Verificar a correlação entre duas variáveis
Histograma	Diagrama de barra que representa a distribuição da ferramenta de uma população	Verificar o comportamento de um processo em relação à especificação
Fluxograma	São fluxos que permitem a visão global do processo por onde passa o produto	Estabelecer os limites e conhecer as atividades
Gráfico de controle	Gráfico com limite de controle que permite o monitoramento dos processos	Verificar se o processo está sob controle

Fonte: ROSSATO (1996).

Como devemos associar as ferramentas?

As ferramentas devem ser associadas conforme os dados coletados e as necessidades identificadas para sua apresentação. Para tanto demonstramos nos Quadros 4.13 e 4.14 a associação para cada ferramenta, bem como os dados e as ferramentas correspondentes, com intuito de auxiliar a compreensão.

Quadro 4.13 Associação de ferramentas

Ferramenta	Folha de verificação	Diagrama de Pareto	Diagrama de causa e efeito	Diagrama de dispersão	Gráfico de controle	Histograma	Fluxograma	Brainstorming	5W1H
Folha de verificação									
Diagrama de Pareto									
Diagrama de causa e efeito									
Gráfico de controle									
Diagrama de dispersão									
Histograma									
Fluxograma									
Brainstorming									
5W1H									

Fonte: ROSSATO (1996) – modificado.

Quadro 4.14 Relação entre dados e ferramentas

Ferramenta	Folha de verificação	Diagrama de Pareto	Diagrama de causa e efeito	Diagrama de dispersão	Gráfico de controle	Histograma	Fluxograma	*Brainstorming*	5W1H
Coletas de dados									
Frequência de ocorrência									
Reuniões de grupo									
Gráficos									
Estatística									
Etapas e informação do processo									

Fonte: ROSSATO (1996) – modificado.

QUALIDADE EM SERVIÇOS DE SAÚDE

"Nove décimos da nossa felicidade dependem da saúde."
Arthur Schopenhauer

Em 1910, o relatório Educação Médica nos Estados Unidos e no Canadá, de Abraham Flexner, um trabalho de avaliação do ensino e consequentemente da formação e prática dos profissionais da área médica, patrocinado pela Fundação Carneggie, foi o primeiro indicador de mensuração na área da saúde. Versava sobre o acompanhamento do exercício profissional e a forma precária do exercício da medicina.

Seis anos depois foi publicado o trabalho de Ernest Codman, cirurgião Norte-Americano, do Colégio Brasileiro de Cirurgiões, *A Study in Hospital Efficiency: the first five years*, que propunha uma metodologia de avaliação dos pacientes e dos resultados dos procedimentos realizados nos hospitais.

Esse estudo de Codman fez com que o Colégio Brasileiro de Cirurgiões abarcasse as avaliações do exercício dos profissionais médicos na área hospitalar e posteriormente realizasse uma avaliação em 800 hospitais de médio porte. Esse projeto, conhecido como *Hospital Standartization Program*, foi o mentor da *Joint Comission of Accreditation of Hospitals* (JCAH).

Em 1975, Donabedian apresentou sua definição de qualidade baseada na associação do diagnóstico adequado à terapia adequada para o diagnóstico.

Em 1992, Mezomo relatou que a qualidade já não é mais privilégio do médico e sim da equipe multidisciplinar, mesmo sendo difícil somar qualidade, preço e quantidade.

No Brasil, o processo de qualidade teve início com Vicente Fascino e José Martins de Godoy, em *Peculiaridades da qualidade em saúde*.

Segundo a OMS (2003), a qualidade não deveria ser adjetivo e sim substantivo obrigatório a todos os serviços oferecidos indistintamente, ou seja, se a empresa, a farmácia ou o hospital não tiverem qualidade, não deveriam sequer abrir suas portas.

A qualidade dos serviços de saúde precisa ser considerada como uma preocupação organizacional que abrange garantias institucionais de controles e compensações.

A qualidade na saúde deve ser praticada como consequência natural pelo produto que ela atende: o "ser humano" – vida. No entanto, lamentavelmente, essa não é a realidade: as pessoas, ou melhor, um segurado só terá atendimento se estiver em dia com o pagamento e não estiver na carência, e se seu plano der cobertura. Mas, não estamos falando de qualidade na assistência à saúde?

Realmente, a qualidade da assistência à saúde está intimamente relacionada com as questões monetárias, o que leva à elitização do atendimento e, consequentemente, à qualidade da assistência, embora para poucos, pois as instituições que contam com grande avanço tecnológico, profissionais qualificados, equipe multidisciplinar, multifuncional e equipamentos de última geração e medicamentos de amplo espectro com certeza representarão um custo maior para as empresas pagadoras e para os "supostos" pacientes particulares, uma vez que, atualmente, só não tem plano quem não tem condições de pagar por ele.

Perante essa nova realidade, o usuário sofre com a falta de acesso à saúde, principalmente à saúde qualificada. Evidentemente, contamos com bons profissionais em instituições públicas, embora não em número suficiente para atender a todos, o que leva à queda na qualidade de atendimento, pois o mesmo profissional que só atende um paciente a cada meia ou uma hora em um hospital privado em um estabelecimento público precisa atender a um número assustador de pacientes, principalmente em uma unidade de emergência.

A competitividade naturalmente determinará a qualidade na saúde, pois cada produtor de serviço deverá se superar para se manter no mercado. Como o fator competitividade não está presente no serviço público, este será um fator determinante para a preocupação do paciente, que espera horas em uma fila (Quadro 4.15).

O conceito de qualidade muda de acordo com o tempo: nos anos 1920 um atendimento médico era diferente do atual, e este será diferente daqui a 20 anos. Os conceitos vão evoluindo, as exigências se apurando e a qualidade mudará em função disso.

Sabe-se que a qualidade de assistência está diretamente ligada à satisfação de quem a oferece e de quem a recebe; portanto, é de suma importância que o funcionário que presta serviço ao paciente esteja bem em seu trabalho para poder oferecer um serviço de qualidade.

Quadro 4.15 Diferenças entre setor privado e setor público

Setor privado	Setor público
Preocupação em satisfazer o cliente com base no interesse	Preocupação alicerçada no dever
O cliente atendido remunera diretamente a organização, pagando pelo serviço recebido ou pelo produto adquirido	O cliente atendido paga diretamente pela via do imposto, sem qualquer simetria entre a quantidade e a qualidade do serviço recebido e o valor do tributo que recolhe
As políticas voltadas para a qualidade referem-se a metas de competitividade no sentido da obtenção, manutenção e expansão de mercado	A meta é a busca da excelência no atendimento a todos os cidadãos, ao menor custo possível
Livre autonomia estabelecida pela legislação e o perfil da clientela	Limite de autonomia estabelecida pela legislação e o perfil da clientela

Fonte: BRASIL (1997).

Essa abordagem, no entanto, nos permite discorrer sobre questões extremamente pertinentes ao foco da discussão, como indicadores de qualidade de atendimento, ou seja, uma "fotografia" do processo de atendimento, que vai desde a relação do número de pacientes por médico até a satisfação do médico na instituição pública e o perfil do paciente em um hospital público, entre outros.

Quanto aos indicadores de qualidade que acompanhariam esse relato, estes incluem a pontualidade nos processos de admissão, queixas do paciente, pontualidade do médico, precisão na documentação, queixa do médico, espera do paciente por mais de "x" horas, satisfação dos médicos com a facilidade dos serviços, reclamações por incompetência profissional, incidentes ocorridos etc.

A título de reflexão, abordaremos apenas alguns entre os inúmeros indicadores de qualidade e, a partir de sua medição, poderemos analisar o grau de satisfação da relação paciente-hospital-médico.

Para tanto, partiremos do princípio de que todos esses indicadores seriam favoráveis tanto no hospital público como no privado. Desse modo, contaríamos com um ambiente favorável e somente um provável mau humor do médico assistente poderia minar o atendimento do paciente. Mesmo assim, não iremos contar com nenhuma intercorrência transatendimento, como no período transoperatório, nem com outras que certamente alterariam nossos resultados, pois o paciente espera que não ocorra demora no atendimento e que o médico atenda com presteza, atenção, acerte de primeira e ainda dê medicamentos, sem falar no atestado.

Além de aproveitarmos para ressaltar que o perfil do paciente de hoje é o de quem procura o médico somente para passar os exames e o medicamento, pois já sabe o que tem e o que deve tomar, por ter visto na internet ou na televisão. É a chamada "síndrome da segunda-feira", o tema de saúde apresentado no programa da TV de domingo à noite, e que será a patologia com a qual o paciente irá se identificar.

Somente agora teríamos condições de acreditar que esse atendimento tem todas as chances de ser perfeito. A qualidade vai depender, também, do perfil do profissional. Caso admitamos que este também está a nosso favor, realmente poderemos dizer que as expectativas estão próximas dos 99% de satisfação.

Caso ocorra o contrário, poderemos afirmar que teremos todos os indicadores contra o protocolo do bom atendimento, ou seja, um atendimento fora dos padrões de qualidade, tanto no hospital público como no privado.

Passando pela relação médico-paciente, ocorre-me a seguinte pergunta: se o número de pacientes do hospital público, ou melhor, qualquer serviço de assistência à saúde, fosse mais bem dimensionado, não havendo um superdimensionamento de atendimento por médico, não teríamos qualidade no atendimento? Evidentemente, esta questão passa por tantas outras, entre elas, a necessidade de construção de mais hospitais, o aumento do número de empregados da área assistencial e administrativa, e mais treinamento para os funcionários no sentido de qualificá-los em serviços específicos, como triagem e encaminhamento, além do trabalho coeso, pois, afinal de contas, todos deverão trabalhar de maneira harmônica para produzir um elo inquebrável.

Torna-se evidente que uma das vantagens competitivas dos hospitais e serviços de atendimento particular é a população seleta que transita pela instituição a qual, além de outro nível sociocultural, também tem um perfil epidemiológico diferente, pois goza de mais saúde pelo fato de ter acesso a alimentação mais rica e hábitos mais saudáveis. Os fatores citados anteriormente deixam claro que o panorama das instituições privadas propicia um atendimento mais qualificado, tornando-se, consequentemente, um de seus pontos fortes.

A satisfação do médico na instituição pública auxilia a qualidade de atendimento; no entanto, é contaminado por situações de elevado nível de estresse e pelo alto número de empregos que detém, com a finalidade de ter uma receita satisfatória, pois, como sabemos, os hospitais públicos não pagam um salário compatível com o mercado para que a equipe de profissionais que ali atua possa saborear o gosto de uma situação de bem-estar. Desse modo, deparamos não só com um funcionário estressado, mas com labilidade de humor, revolta, desconforto mental, o que acarreta um atendimento desprovido de qualidade e respeito à dignidade e um desequilíbrio nas relações.

A IMPORTÂNCIA DOS INDICADORES PARA GESTÃO DA QUALIDADE EM SERVIÇOS DE SAÚDE

"A ausência de evidências não é evidência da ausência."
Carl Sagan

A gestão pela qualidade total contou com várias contribuições, a começar pela do já mencionado Shewhart, físico e pesquisador dos Laboratórios Bell, dos EUA, a partir da apresentação de métodos estatísticos e da elaboração da primeira carta de controle com o suporte de Deming que, ao ser apresentado a Shewhart, também se dedicou aos estudos estatísticos e sua influência na qualidade dos resultados dos processos.

Lembramos ainda que na década de 1960 Avedis Donabedian, Professor Emérito do Serviço de Saúde Pública da Universidade de Michigan, também nos EUA, publicou vários trabalhos a respeito da qualidade no atendimento à saúde e dos processos de avaliação e propôs um modelo unificado de avaliação (Figura 4.55).

Donabedian foi o precursor da qualidade na área da saúde focada no acompanhamento de indicadores para mensuração da qualidade da assistência.

> *"Qualidade é relação apropriada entre meios e fins. Os meios são as estratégias de atenção e os fins são as mudanças produzidas (o impacto) por estas estratégias, que propõem modelos de avaliação da estrutura, processos e resultados que devem ser aferidos."*
> **Donabedian (1980)**

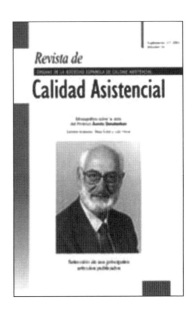

Figura 4.55 Edição especial da *Revista de Qualidade de Atendimento*, da Fundação Avedis Donabedian (FAD).
Fonte: http://www.fadq.org.

Para Donabedian, os princípios da qualidade se pautavam em uma tríade:

- **Estrutura:** área física, recursos humanos qualificados, materiais e estrutura financeira, para adequada assistência em saúde.
- **Processo:** ações exercidas para atendimento ao paciente que envolve os profissionais administrativos e/ou técnicos com base em padrões plausíveis. Incluía ainda as questões éticas e a relação da equipe multiprofissional.
- **Resultado:** o final da prestação do serviço, tendo em vista o serviço à saúde prestado e a satisfação do paciente quanto ao atendimento às suas expectativas e padrões.

Para atendermos os princípios da qualidade deveremos gerenciar a estrutura, o processo e os resultados. E como gerenciar? Mensurando!

O trabalho que não é mensurado não poderá ser avaliado, readequado ou, até mesmo, melhorado. Só poderemos saber se estamos trabalhando dentro dos padrões preestabelecidos se avaliarmos nosso desempenho.

OS SETE PILARES DA QUALIDADE DE DONABEDIAN

1. **Eficácia:** o resultado do cuidado obtido na melhor situação possível.
2. **Efetividade:** o resultado do cuidado obtido na situação real.
3. **Eficiência:** inclui o conceito de custo. Se duas medidas são igualmente eficazes e efetivas, a mais eficiente é a de menor custo.
4. **Aceitabilidade:** o quanto o cuidado se adapta a desejos, expectativas e valores dos pacientes.
5. **Legitimidade:** a aceitabilidade do ponto de vista da sociedade ou comunidade.
6. **Otimidade:** o cuidado relativizado quanto ao custo (na visão do paciente).
7. **Equidade:** o que é justo ou razoável na distribuição dos cuidados e de seus benefícios.

Indicadores

Indicador é a medida estatística quantitativa que servirá para a avaliação e o acompanhamento dos resultados de determinada atividade ou meta, setor ou trabalho (Figura 4.56).

Os indicadores deverão ser precisos e confiáveis quanto à sua origem, validados por comprovação de dados, e deverão ser selecionados de acordo com a aplicação continuada de definições administrativas e padrões reconhecidos na área. Estes devem ser monitorados e comparados a períodos de igual espaço de tempo.

Três métodos foram utilizados para a validação científica dos indicadores construídos:

- **Fundamentação teórico-científica:** estudos científicos, diretrizes clínicas (*Guidelines*) e normas governamentais que norteiam as práticas assistenciais.

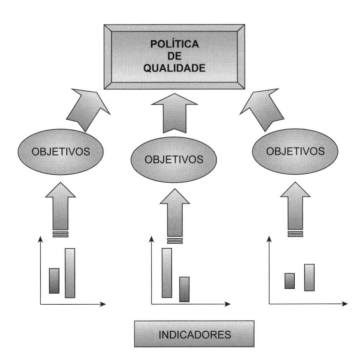

Figura 4.56 Indicadores são a base para o alcance dos objetivos e a manutenção da política de qualidade (MARQUES, 2014).

- **Ajuste e padronização:** essa etapa consiste em uma análise crítica dos indicadores construídos, referentes a seus conteúdos e formas de construção e padronização.
- **Validade de conteúdo:** a validade de conteúdo trata do reconhecimento do quanto uma medida incorpora e reflete o domínio do fenômeno sob estudo. A validade de conteúdo ocorre quando há consenso de que ela mede o que se propõe a medir. Trata-se de um julgamento quanto à clareza, à compreensibilidade ou à redundância dos itens ou escalas do instrumento, realizado por um comitê de especialistas.

Principais características dos indicadores
- **Disponibilidade:** existência dos dados.
- **Confiabilidade:** dados credíveis.
- **Validade:** adequação ao fenômeno medido.
- **Simplicidade:** facilidade de entendimento.
- **Discriminatoriedade:** comparação de diferentes realidades.
- **Sensibilidade:** detecta as variações de comportamento do fenômeno ao longo do tempo (por exemplo, infecção hospitalar).
- **Abrangência:** abarca várias condições (por exemplo, permanência).
- **Utilidade:** suporte à tomada de decisão e indicação de não conformidades que possam ser alteradas.
- **Critérios éticos:** de acordo com a legislação vigente e o respeito à integridade do paciente.

A principal ferramenta a ser utilizada será a tecnologia de informação, pois se entende que esta é a máquina administrativa que comporta todos os dados, casos específicos, como dados de prontuários, exames, atas de reuniões, relatórios, entre outros, que deverão ser verificados *in loco* e compilados para tabulação posterior.

Teremos indicadores específicos de acordo com a região em que a instituição está localizada, trazendo indicadores ambientais e sociais que poderão ser de importância para análise.

Ressaltamos ainda que a sazonalidade (mês, trimestre, ano etc.) promoverá diferenças nos resultados, que deverão ter este diferencial incluído no momento da interpretação.

Os indicadores ainda poderão ser de médio, curto e longo prazos, para nos auxiliar no processo de acompanhamento do planejamento estratégico, conforme demonstrado nos Quadros 4.16 a 4.18.

Quadro 4.16 Indicadores de curto prazo

Elemento	Fator	Medida
Difusão do plano	Quantidade de gerentes que conhecem os fatores críticos de sucesso/ total de gerentes	%
Existência do plano da qualidade	Itens estratégicos/total de itens constantes do planejamento da qualidade	%
Responsabilidade sobre objetivos táticos	Número de gerentes que conhecem quais são suas responsabilidades sobre os objetivos táticos/ número total de gerentes	%

Fonte: ROLT (1998).

Quadro 4.17 Indicadores de médio prazo

Elemento	Fator	Medida
Periodicidade de revisão do plano estratégico	Revisões/ano	%
Resultados de treinamento	Ações implantadas/ações propostas em treinamento	%
Responsabilidade sobre objetivos táticos	Número de gerentes que conhecem quais são suas responsabilidades sobre os objetivos táticos/número total de gerentes	%

Fonte: ROLT (1998).

Quadro 4.18 Indicadores de longo prazo

Elemento	Fator	Medida
Mercado	Aumento da faixa do mercado/período	%/5 anos
Investimentos	Investimento em tecnologia/período	Valor/10 anos
Consolidação financeira	Lucro/investimento	%/5 anos

Fonte: ROLT (1998).

Cabe ainda diferenciar alguns termos para efeito de compreensão.

Taxa/coeficiente

Número de vezes em que um fato aconteceu, dividido pelo número de vezes em que este poderia ter acontecido, multiplicado por um fator, em determinado espaço de tempo/período.

Exemplo de fator multiplicador:

- Fator 1.000 para mortalidade geral.
- Fator 100.000 para indicadores específicos de mortalidade.
- Fator 100 para outras situações (infecção hospitalar ou letalidade).

Índice

Relação entre dois números.
Exemplo: rotatividade dos leitos.

Números absolutos

Indicadores comparados entre si, sejam eles de valores maiores ou menores, resultantes de atividades, ações, processos ou estrutura.

Fatos

São ocorrências, uma "não conformidade" ou um resultado adverso.
Exemplos: reação alérgica, quadro hemorrágico etc.

Controles e métricas

Evidência física da execução do processo, ou melhor, se o processo foi executado.

Podemos associar o termo métrica a indicadores de controle, específico para medir a efetividade de cada procedimento, de acordo com padrões preestabelecidos.

Dependendo do resultado, se favorável ou não, identificamos a necessidade de melhorias ou ajustes no processo, até que o índice desejado seja atingido, conforme detalharemos adiante.

A avaliação de desempenho se dará pelo gerenciamento de indicadores. Para cada área temos indicadores específicos ou ideais.

Tipos de indicadores

Indicadores de estrutura

- **Avaliação da capacidade instalada:** cálculo de produtividade potencial de acordo com as dimensões físicas e estruturais (por exemplo, nº de consultórios, nº de leitos).
- **Avaliação tecnológica:** determina o impacto da introdução ou modificação de tecnologias, podendo ser impactos esperados, inesperados, indiretos ou prolongados (por exemplo, nº de exames realizados/ressonância magnética).

Indicadores de processo

- **Processos administrativos:** são estabelecidos por normas/padrões a partir do estudo da racionalidade dos processos (por exemplo, dimensionamento de recursos humanos/leito – Padrão da Certificação ONA/legislação).
- **Diretrizes clínicas:** protocolos desenvolvidos com intuito de oferecer suporte à decisão do corpo clínico referente ao atendimento assistencial por patologia (por exemplo, protocolo de atendimento de dor precordial).

Indicadores de resultados

- **Avaliação da satisfação do usuário:** está relacionada com o atendimento às necessidades do usuário, seja de cunho técnico, preferências ou de satisfação (por exemplo, índice de recomendação do serviço) (Quadro 4.19).
- **Avaliação do impacto do tratamento:** resultados do tratamento no estado de saúde do paciente (por exemplo, taxa de sobrevida após transplante de medula óssea).

Quadro 4.19 Indicadores de avaliação a partir dos clientes

Elemento	Fator	Medida
Índice de satisfação	Reclamações/total de entregas no período	%
Segurança	Número de incidentes no uso do produto/total de produtos em uso	%
Tempo de espera	Tempo final (data de entrega) – tempo inicial (data do pedido) por pedidos no período	Número médio
Tempo de execução de um projeto	Datas de aceitação – data prevista para entrega por número de projetos do período	Número médio

Fonte: ROLT (1998) – modificado.

Outros exemplos de indicadores também poderão ser utilizados, como (Quadro 4.20):

- **Recursos humanos:**
  - Rotatividade de pessoal.
  - Absenteísmo.
  - Horas de treinamento/funcionário.

Quadro 4.20 Indicadores de avaliação da área de recursos humanos

Elemento	Fator	Medida
Acidentes de trabalho	Acidentes registrados/horas trabalhadas	Número/mês, considerando-se a evolução dos valores mensais (busca de valores sempre menores)
Índice de treinamento	Pessoal envolvido em programas de treinamento/pessoal empregado	%
Rotatividade da mão de obra	Funcionários que saíram da empresa/total de funcionários no período	%/ano

Fonte: ROLT (1998).

- **Assistência:**
  - Média de permanência.
  - Taxa de ocupação de leito.

- Índice de rotatividade.
- Taxa de mortalidade institucional.
- Taxa de infecção hospitalar.
- Cateter venoso central.
- Cirurgias limpas.
- **Administrativo-financeiro:**
  - Faturamento.
  - Glosas.
  - Recurso de glosas.

BALANCED SCORECARD

O *Balanced Scorecard* (BSC) é um sistema de gestão de desempenho que vem sendo bem utilizado em instituições de saúde e apresentando sucesso representativo.

O BSC foi idealizado em 1992 por Robert Kaplan e David Norton, que acreditavam que até então os indicadores de avaliação eram muito focados no aspecto financeiro e na contabilidade e as empresas necessitavam de resultados mais generalistas, que demonstrassem a situação de maneira mais ampla (Figura 4.57).

Baseia-se na mensuração de resultados segundo quatro pontos principais:

- Clientes.
- Processos.
- Financeiro.
- Aprendizado.

Portanto, o planejamento estratégico da empresa deverá estar focado e alicerçado nessas quatro vertentes. Sendo assim, à medida que evoluímos no processo de cumprimento do plano deveremos efetuar eventuais ajustes e readequações conforme os resultados demonstrados por esses indicadores, no sentido de nos alinharmos com a visão estratégica (Figura 4.58).

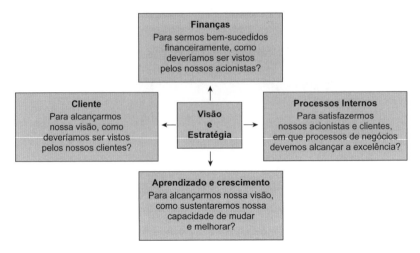

Figura 4.57 As cinco forças (PORTER, 1980).

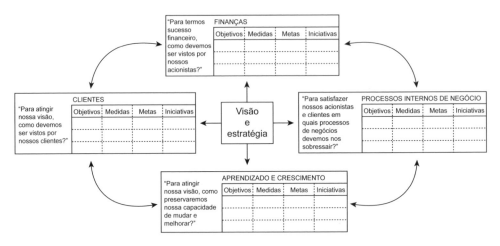

Figura 4.58 Abrangência do *Balanced Scorecard*: finanças, processos internos, aprendizado e crescimento e cliente (KAPLAN & NORTON, 1999, *apud* KIELING, 2010).

Dessa maneira, poderemos abranger desde a satisfação do cliente até a habilidade e o conhecimento do funcionário, auxiliando de modo mais adequado o processo decisório, abarcando as necessidades com quatro focos diferentes, porém complementares entre si, de maneira contínua, com vistas a cumprir a missão e alcançar as metas planejadas (Figura 4.59).

O BSC irá contribuir para que seja alcançada a meta institucional mediante o cumprimento da missão (Figura 4.60).

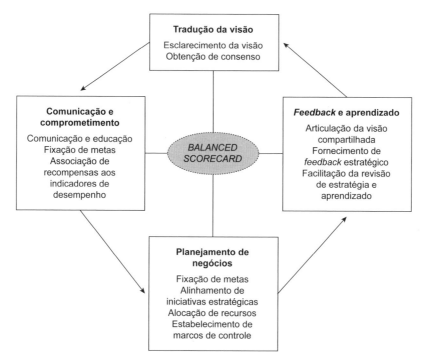

Figura 4.59 BSC como estrutura para ação (KAPLAN & NORTON, 1996).

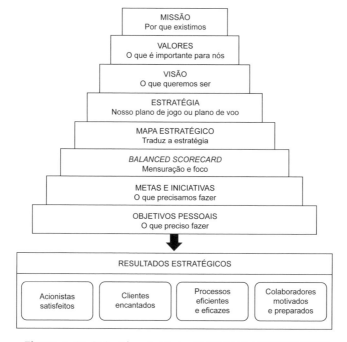

Figura 4.60 Pirâmide estratégica (KAPLAN & NORTON, 2004).

No Quadro 4.21 podemos ver o exemplo de indicadores de desempenho setoriais de uma empresa.

Quadro 4.21 Indicadores de desempenho setoriais das empresas no ambiente laboratorial do *Multinational Management Game* (MMG), utilizados com a ferramenta do BSC para verificação de desempenho

Indicador	Descrição
Retorno sobre patrimônio líquido	Lucro líquido do período dividido pelo patrimônio líquido médio
Retorno sobre vendas	Lucro líquido do período dividido pela receita de vendas
Retorno sobre ativos	Lucro líquido do período dividido pelo ativo médio
Participação de mercado	Média ponderada entre a participação de mercado dos produtos
Giro de ativos	Receita total do período dividida pelo ativo total médio
Giro de estoque	Custo das mercadorias vendidas no período dividido pela média entre os estoques inicial e final
Endividamento	Dívida total sobre o ativo total
Pontuação	Desempenho relativo da empresa nos sete indicadores acima

Fonte: KEYS et al. (1992), *apud* KALLÁS & SAUAIA (2003) – modificado.

BENCHMARKING

Benchmarking é uma das ferramentas que podem ser usadas para auxiliar a implementação de melhores práticas nos processos de organização. No Japão é usado o termo *Dantotsu*, que significa "lutar para tornar-se o melhor do melhor", mediante o alto aprimoramento para encontrar e superar os pontos fortes dos concorrentes.

Assim, definimos *benchmarking* como o processo ou método de exame detalhado de algum processo ou serviço da organização para compará-lo com um processo ou serviço similar que esteja sendo executado de maneira mais eficaz, na própria empresa ou em outra organização, visando à implementação de melhorias significativas e tendo como objetivo final a mudança nos resultados da organização.

Ao contrário do que alguns pensam, *benchmarking* não é espionagem, copiar um processo ou serviço do concorrente, rápido e fácil de realizar, nem um modismo para uma melhor administração.

Para aplicação do *benchmarking*, como em todo processo, é preciso seguir algumas regras e procedimentos para que os objetivos sejam alcançados e haja melhoria constante. Nesse processo, devem ser seguidas algumas fases, como controle constante desde seu planejamento até a melhoria contínua.

A empresa interessada em implantar *benchmarking* deve analisar os seguintes fatores: ramo, objetivo, amplitude, diferenças organizacionais e custos, antes da definição ou aplicação do melhor método, pois cada empresa tem necessidades individuais que devem ser avaliadas antes da aplicação do processo.

Benchmarking não é uma maneira mágica de resolver um problema, mas um processo em que há a oportunidade de facilitar a implementação de um novo projeto. Por isso buscamos, em nossa organização, em outros setores ou em outra instituição de porte igual, um processo parecido com o que temos ou pretendemos implantar, em busca das melhores práticas, para que não cometamos os mesmos erros e, caso estes ocorram, tenhamos como solucioná-los.

Trata-se de um método excelente para traçar comparativos em relação a uma outra organização, referentes aos mesmos serviços ou indicadores.

O *benchmarking* é um processo contínuo de investigação periódica em busca de informações de grande valia e que pode ser aplicado para melhoria de qualquer setor (Figuras 4.61 e 4.62).

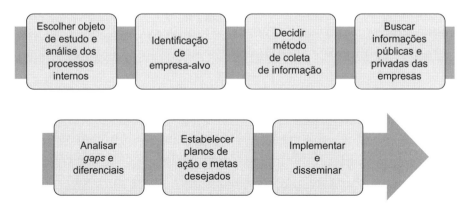

Figura 4.61 Metodologia para condução do *benchmarking* (ALMEIDA & TERRA, 201?).

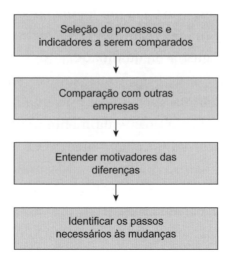

Figura 4.62 Processo do *benchmarking* (RIBEIRO, 2013 – modificado).

O *benchmarking* não deve ser imitação ou cópia de algo que necessitemos no momento. Ele não é pontual e sim processual.

Trata-se de um instrumento de qualidade, de boas práticas e de avaliação.

TECNOLOGIA DA INFORMAÇÃO COMO SUPORTE À GESTÃO DA QUALIDADE EM SERVIÇOS DE SAÚDE

> *"Maestros não sabem como o oboé faz o seu trabalho, mas eles sabem com o que o oboé deve contribuir."*
> **Peter Drucker**

Tecnologias da informação como suporte às ferramentas da qualidade

A tecnologia da informação (TI) é uma excelente ferramenta para a qualidade, pois oferece desde controle de indicadores, por meio de relatórios gerenciais, até suporte para a elaboração das ferramentas apresentadas neste livro.

Tudo o que é necessário para um gerenciamento de qualidade poderá ser encontrado na TI. Em qualquer instituição, essa unidade auxiliará, e muito, o gestor de qualidade.

Independentemente de existir ou não esse setor, todos os profissionais, principalmente os envolvidos com qualidade, devem ter conhecimentos sobre informática. Atualmente, é uma necessidade primordial para que se desenvolva um trabalho de excelência, pois sempre teremos de apresentar relatórios, representar graficamente dados obtidos e resultados, construir planilhas, fluxos, diagramas e planos de ação, entre outros.

Não se iluda aquele que ainda acredita que terá bom desempenho com "noções de informática", pois a cada dia as necessidades nos levam à necessidade de dominar ainda mais os conceitos dessa área.

Existem programas específicos para cada ferramenta a ser utilizada e as dificuldades são muitas ao se solicitar um trabalho específico de elaboração de planilhas e gráficos.

Um profissional da área da saúde que não entenda de administração e um administrador que não entenda da área da saúde estão fadados ao fracasso. Eu incluiria nesta frase a necessidade de conhecimento em programas de informática, pois sempre teremos de lidar com mensuração, pois quem não conhece seu desempenho e não acompanha os indicadores não sabe se está fazendo seu trabalho corretamente ou se está melhorando no que faz.

A qualidade é contínua. Ela é praticada todo dia, e todo dia temos de avaliar nossa produtividade, tanto da equipe como de cada profissional ou da unidade de serviço.

Independentemente dos programas básicos que compõem o sistema operacional de um computador, devemos saber e conhecer os demais que se apresentam no mercado para podermos lançar mão deles quando for necessário.

Entre as grandes barreiras a serem transpostas nos concursos estão as perguntas da área de informática, pois ainda utilizamos nossos computadores como máquinas de escrever e desconhecemos as imensas possibilidades disponíveis em cada programa.

Existem programas de controle de qualidade, sistemas que são ofertados no mercado e que são um verdadeiro "painel de avião", apresentando todos os itens de controle necessários para um excelente gerenciamento. Entretanto, nem todas as instituições têm condições de tê-los à disposição.

Contamos com *softwares* de elaboração de fluxos, gráficos e formulários, bastando preencher modelos prontos e montar nosso fluxograma ou outro gráfico qualquer.

Na prática, porém, a teoria é outra.

Assim, teremos de dominar as ferramentas que nos são oferecidas, todas de muito boa qualidade, para que possamos nos tornar experientes em nossos cargos, independentemente da formação de base.

Além dessa dificuldade, verificamos que poucos são os que se utilizam da interpretação de dados para a tomada de decisão. Os relatórios são gerados em níveis setoriais e os responsáveis pelas unidades não leem e não interpretam o que lhes foi oferecido.

Os relatórios gerenciais são de extrema importância para a melhoria da qualidade e a verificação da produtividade interna e externa. Com base nesses dados, poderemos decidir e corrigir, passo a passo, nossas ações e melhorar a cada dia.

Dispomos de todos os dados no computador ou no sistema escolhido pela empresa, o que nos cabe é saber o que solicitar para que seja gerado um relatório conciso e elucidativo, que nos dê condições de decidir o que fazer.

Se não conhecemos o sistema e não sabemos o que queremos, nunca poderemos alcançar nossa meta, se é que sabemos qual é nossa meta.

As metas de uma empresa devem ser de conhecimento de todos, para que todos contribuam na busca por seu cumprimento. Do mesmo modo, cada setor deve ter conhecimento de suas metas individuais, além de sua produtividade.

Antigamente, os setores se referiam a centro de custos, atualmente somos centros de resultados, ou melhor, unidades de negócios, e, como tais, deveremos saber de nosso desempenho e corrigir nossas não conformidades, visando à melhoria do negócio.

Portanto, é essencial que nossos colaboradores, que exercem um cargo de chefia, conheçam profundamente todas as ferramentas que possam oferecer suporte a seu gerenciamento.

Capítulo 5
A Gestão da Qualidade como Vantagem Competitiva em Serviços de Saúde

> *"Qualidade significa fazer certo quando ninguém está olhando."*
> **Henry Ford**

Os gestores da área da saúde precisam acreditar que, **fazendo certo desde a primeira vez**, como dizia Juran, naturalmente terão qualidade e, consequentemente, vantagem competitiva. Portanto, "o alto escalão" deverá estar comprometido para que a linha de frente seja o espelho da direção.

Na área da saúde, o erro pode ser fatal. Por isso, cabe também a visão de Crosby, que escreveu que qualidade é zero defeito e que poderemos alcançar esse índice atuando na prevenção.

Para tanto, deveremos investir em capacitação e atualização dos funcionários para que possamos contar sempre com profissionais competentes na assistência à saúde.

As técnicas são as mais variadas e poderão ser praticadas para a **melhoria contínua da qualidade** – o *Kaizen*, como diriam os japoneses – para podermos diferenciar nosso serviço.

Não basta que a alta administração acredite e defenda os programas de melhorias da qualidade nos serviços. O apoio da administração intermediária, embora de grande importância, também não é suficiente. Torna-se necessário o envolvimento de toda a organização, e este envolvimento deve ser espontâneo, tanto no nível das unidades como no dos funcionários da linha de frente, ou seja, tanto no dos funcionários de contato direto com os clientes como naquele entre funcionários do serviço interno.

Para fazer a diferença, devemos ter em mente que a habilidade de gerenciar uma instituição de saúde é mister, pois este profissional deverá ser o viabilizador dos processos internos e não um obstáculo à execução das boas práticas. As áreas assistencial e administrativa devem se unir para fazer o melhor a cada dia. Afinal, todos são responsáveis pelo atendimento ao paciente, independentemente de estarem na linha de frente ou não, pois o ato de atender é um processo único que se inicia com a admissão do paciente e só termina quando de sua alta. Portanto, todos estarão envolvidos e deverão ter o mesmo propósito.

A instituição Saúde é composta por uma equipe que "veste a mesma camisa" e está no "mesmo campo". E em todos os níveis do organograma temos um pedaço do "quebra-cabeças", o atendimento a apenas um paciente, principalmente ao manancial deles que passa pelos hospitais diariamente.

Essa visão deve ser de todos e compreendida por todos, de modo que a participação no processo da qualidade seja comum a todos e sem esforço algum de um profissional em particular. Cada um tem seu modelo, mas o método deverá ser único.

A cultura da organização deve ser focada na qualidade para que nenhum profissional esteja fora do perfil e, de maneira reativa, venha a agir fora dos padrões estabelecidos. Para tanto, devemos fazer com que todos participem de algum modo do projeto, pois todos são necessários.

Os coordenadores e supervisores de serviço devem estar sempre à frente de sua equipe, estimulando, apoiando e corrigindo os processos, por meio de reuniões, pequenos encontros, esclarecimentos de dúvidas ou promovendo leituras de materiais que possam ter ficado mal-entendidos.

Esse acompanhamento não deve ser cerceador; pelo contrário, se a equipe estiver envolvida, poderá agir livremente, pois todos poderão ser criativos e, com segurança, ofertar o melhor de si.

Se não mudarmos a cultura da organização, nada mudará!

No dicionário de Aurélio Buarque de Holanda, qualidade, em seu sentido genérico, é definida como "propriedade", atributo ou condição das coisas ou das pessoas capazes de distingui-las das outras e de lhes determinar a natureza.

Deixemos as pessoas distinguirem o que é certo e o que é errado, pois a sensibilidade e a percepção do bem e do mau, do certo e do errado, são inerentes ao indivíduo.

Qualidade é a consequência das ações e decisões dos responsáveis por determinado processo. Precisa ser desejada e trabalhada de maneira consciente. Os esforços precisam estar direcionados para o objetivo que se quer alcançar, e todos os elementos envolvidos no processo devem estar em equilíbrio, pois cada atitude inadequada pode trazer consequências que prejudicarão o resultado final.

Na atualidade, qualidade é sobrevivência. Mesmo sendo baseada na visão subjetiva do consumidor, está associada às preferências das pessoas, as quais serão as elaboradoras da hierarquização do *ranking* das instituições de saúde, resultado dos olhares intervenientes da qualidade da saúde.

Na realidade atual é difícil, quando não impossível, acreditar que a qualidade é universal e que pode atender de modo homogêneo às expectativas de todos os indivíduos, pois o conceito de qualidade é relativo, fruto de valores e experiências individuais, em decorrência do aumento das expectativas.

A qualidade não é um esforço individual. Sendo assim, exige o aperfeiçoamento das relações entre fornecedores e clientes externos e internos, um entendendo as necessidades do outro e procurando aperfeiçoar produtos e processos da instituição em sua globalidade.

A qualidade pode ser vista por três focos: o do usuário, do prestador e do segurador, cujos interesses muitas vezes são conflitantes, pois o paciente avalia o serviço recebido pelo conforto da hotelaria, o médico procura maximizar o uso dos recursos que tem à venda e o segurador procura conter volumes e custos de serviços.

Qualidade na área da saúde é sinônimo de atitude, ação, responsabilidade e compromisso dos profissionais de saúde que se encontram na linha de frente para manter a saúde do ser humano, mas esse compromisso de "fazer o melhor possível todos os dias e melhorar sempre" será o grande objetivo da gestão que, na retaguarda, viabiliza os processos para que esses profissionais possam agir com segurança.

A qualidade tornou-se um ponto vital para as organizações. A possibilidade de influência de cada colaborador em seu local de trabalho o valoriza e o motiva a buscar sua satisfação e a de seus clientes e, consequentemente, resultados positivos para a empresa.

O fato de o paciente estar calado não quer dizer que ele está satisfeito. Devemos estar sempre atentos às suas necessidades explícitas e implícitas.

Os clientes muitas vezes não demonstram por meio de palavras seu descontentamento com o serviço recebido e, por este motivo, os sinais que observamos não podem ser desvalorizados, pois contribuem para atrair sua confiança. Desse modo, a busca pelo aprimoramento na prestação dos serviços ou na gestão deve ser estimulada; para tanto, torna-se necessário conhecer um sistema de qualidade.

Os resultados são obtidos a partir de colaboradores que se orgulham do que fazem.

Os resultados negativos e positivos que repercutem na qualidade são:

- **Resultados negativos:**
  - A falta de formação do pessoal envolvido.
  - O tempo decorrido até a obtenção dos resultados.
  - Custos elevados.
  - Resistência dos funcionários e gerentes.
  - Dificuldade de envolvimento com o corpo funcional.
  - Aumento de conflitos internos.
- **Resultados positivos:**
  - Participação dos funcionários.
  - Aumento da satisfação do usuário.

- Racionalização dos processos.
- Responsabilização dos funcionários.
- Melhoria nos indicadores de eficiência.

Como comentamos previamente, a qualidade é subjetiva, pois os critérios de julgamento de cada indivíduo são únicos e se baseiam em suas experiências anteriores, vivências, nível social, escolaridade etc. Portanto, devemos estar preparados para atender a todos os tipos de pacientes, lembrando ainda que, independente disso, na doença as pessoas estão no momento mais frágil do ser humano, motivo pelo qual esses indicadores não serão suficientes para satisfazê-las. Por conseguinte, deveremos contar com profissionais preparados tecnicamente e com perfil direcionado ao conhecimento sobre relações interpessoais.

A gestão da qualidade deve prever todos os enfrentamentos dessa nova dinâmica social globalizada, em que as pessoas conhecem um pouco de tudo e têm acesso a meios de comunicação que as orientam, seja para o bem, seja para o mau comportamento. Assim, não basta ter à disposição um profissional tecnicamente perfeito sem que ele mantenha boas relações interpessoais, pois irá gerar conflitos em uma linha de frente. A gestão deverá estudar o perfil no ato da contratação, de modo a verificar quem será o profissional de enfermagem que tem a habilidade de atuar no consultório ou na internação, associado a sua experiência.

De nada irá adiantar a instituição contar com um excelente corpo assistencial e não ter qualidade administrativa que atue de modo eficiente no processo de internamento, elaboração de contas e rapidez nas autorizações de procedimentos, pois o resultado será sempre negativo, uma vez que todos são responsáveis pela qualidade desde a entrada do paciente na instituição até sua alta.

Quando o paciente vai a um hospital, clínica ou laboratório, ele chega com uma expectativa referente àquele atendimento e à sua qualidade. E é exatamente o atendimento dessas expectativas do paciente que será o objetivo primordial. Para isso precisamos conhecê-lo melhor, e só poderemos fazê-lo se oferecermos a atenção devida.

O processo de melhoria da qualidade exige conhecimento, convicção e compromisso por parte da gestão, que deverá entender que:

- Liderar é melhor do que simplesmente administrar.
- A instituição tem por objetivo atender o paciente.
- Todos na instituição têm o mesmo objetivo.
- A análise processual no dia a dia evita que ocorram intercorrências.
- A qualidade vai ter um custo, mas este não suplantará os resultados da prática dessa qualidade.

A melhoria da qualidade, seja do produto, seja do serviço oferecido, é a razão de ser do trabalho de todo gestor. Se este não compreender que esse é seu foco, não alcançará resultados favoráveis.

Por fim, sem pessoas capacitadas para administrar, os serviços de saúde não poderão acompanhar o crescente desenvolvimento tecnológico e a concorrência acirrada que vem se desenvolvendo a cada dia.

Lembre-se de que o paciente nem sempre está doente. Ele pode ter ido submeter-se à retirada de uma verruga ou a uma plástica na pálpebra, ou seja, o hospital não deve ser necessariamente um lugar que exala o rigor dos semblantes fechados atrás das roupas brancas, e sim um local agradável que simule o máximo possível o ambiente de nossas casas, com aconchego e conforto, além da qualidade técnica e eficiência de serviços, seja ele público ou privado.

Na Teoria Comportamentalista de McGregor, chamada de Teorias X e Y, um dos estilos de administração (Teoria Y) desenvolve um estilo dinâmico e aberto, extremamente democrático, que cria oportunidades, libera potencialidades, remove obstáculos e encoraja a iniciativa pessoal. Isso promove o desenvolvimento profissional mediante a orientação quanto aos objetivos a serem alcançados. O outro estilo, mais tradicional, é mais mecanicista e pragmático (Teoria X) e não adota esse modelo atitudinal. Os pressupostos dessas duas teorias são apresentados no Quadro 5.1.

Quadro 5.1 A Teoria X e a Teoria Y como diferentes concepções sobre a natureza humana

Pressupostos da Teoria X	Pressupostos da Teoria Y
As pessoas são preguiçosas e indolentes	As pessoas são esforçadas e gostam de ter o que fazer
As pessoas evitam o trabalho e procuram o menor esforço possível	O trabalho é uma atividade tão natural como brincar ou descansar
As pessoas evitam a responsabilidade, a fim de se sentirem mais seguras	As pessoas procuram e aceitam responsabilidades e desafios
As pessoas preferem ser controladas e dirigidas	As pessoas podem ser automotivadas e autodirigidas
As pessoas são ingênuas e sem iniciativa	As pessoas são criativas e competentes
As pessoas têm pouca imaginação e pouca ambição	A imaginação, a criatividade e a engenhosidade são comuns

Fonte: CHIAVENATO (1997).

A motivação está ligada ao estímulo que leva a pessoa a agir de uma maneira específica, o que está ligado às experiências pessoais de vida de cada um, seus objetivos, sua visão da vida, seus ideais, além do ambiente em que ela se insere, ou seja, tudo isso interfere no modo como ela identifica os estímulos para reagir (Figura 5.1).

Essa abordagem nos permite discorrer sobre questões extremamente pertinentes ao foco da discussão, tais como indicadores de qualidade de atendimento, ou seja, a relação do número de pacientes por médico, a satisfação do médico na instituição pública e o perfil do paciente em um hospital público.

Portanto, devemos estar sempre atentos a qualquer "fagulha" que poderá atear fogo e causar um grande incêndio em fração de segundos, sem que notemos. Logo, nunca poderemos esquecer que

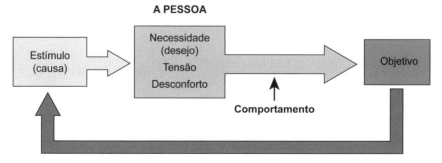

Figura 5.1 Modelo básico da motivação (CHIAVENATO, 1995).

estamos lidando com pessoas, e isso é uma variável a ser sempre considerada!

A gestão pela qualidade é a qualidade praticada sobre todos os ângulos de visão e por todos os envolvidos com a empresa. Caso contrário, poderemos afirmar que teremos todos os indicadores contra o protocolo do bom atendimento, ou seja, um atendimento sem qualidade tanto no hospital público como no privado.

Atualmente, o Código de Defesa do Consumidor é uma arma valiosa nas mãos do cidadão, o qual se mostra cada vez mais esclarecido sobre seus direitos e sabe o que deve exigir. Portanto, a empresa deve ser sensível ao paciente e à sua vulnerabilidade, respeitar a sua dignidade e assegurar seu atendimento.

No momento, a competitividade, a grande estimuladora do mercado, é o agente propulsor das instituições. Por conseguinte, se mantivermos essas variáveis em equilíbrio, mediante o gerenciamento dos indicadores, e praticarmos as boas práticas, funcionarmos de acordo com as exigências legais e tivermos um setor de Recursos Humanos satisfeito, além de sermos flexíveis, nos adaptando às mudanças de mercado, estaremos em condições de oferecer um serviço de qualidade e, naturalmente, com vantagens em termos competitivos.

No entanto, para que isso se concretize, precisamos lembrar que, para alcançarmos uma vantagem competitiva e sustentável, deveremos ter em mente algumas condições fundamentais, como:

- Percepção do paciente/cliente quanto à qualidade do serviço oferecido pela empresa em relação à concorrente, com base em padrões que o ajudarão a decidir-se pelo serviço.
- A própria diferença que esses padrões oferecem ao paciente/cliente em relação aos demais.
- A sustentabilidade dessas diferenças, que deverão permanecer por longo período para que se consiga efetivamente conquistar o cliente.

Portanto, vale ressaltar que de nada adiantará fazer mutirões para a qualidade sem que esta seja contínua, pois quem precisa precisa todos os dias e o serviço deverá ter qualidade, todos os dias!

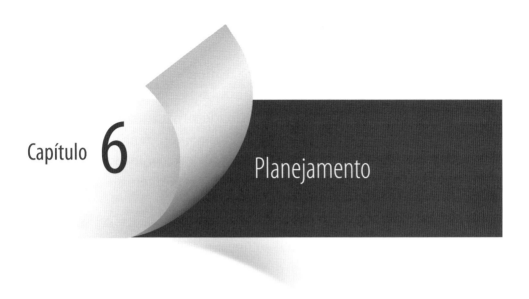

Capítulo 6 — Planejamento

"A melhor maneira de prever o futuro é criá-lo."
Peter Drucker

O planejamento é uma etapa indiscutivelmente importante quando não se quer ou não se pode errar, pois é nessa fase que são identificados os possíveis erros. Alguns autores dizem tratar-se da "galinha dos ovos de ouro".

Por esse motivo, o planejamento sempre caminha junto com a qualidade, pois, ao prevermos as não conformidades, evitamos cometer erros. Portanto, devemos agir de modo a estar sempre de acordo com os preceitos da qualidade.

É por meio do planejamento que racionalizamos as ações, identificamos o material ou equipamento necessário para realização dessas ações e previamente poderemos checar todas as etapas dos processos, no sentido de nos prepararmos para que aconteçam de modo a atender a todos os requisitos necessários.

Planejar faz parte da rotina do profissional, pois nada é mais importante do que saber o que fazer, quando fazer e como fazer, previamente.

O planejamento se divide em três níveis (Quadro 6.1):

- **Estratégico:** elaborado com visão de longo prazo (6 anos ou mais), é responsável pela sobrevivência da empresa e cumprimento do plano de futuro.

- **Tático:** foco mais específico. Visão de médio prazo (1 a 2 anos). É aquele que setorializa o plano estratégico e distribui as tarefas para sua consolidação.
- **Operacional:** executa as ações do plano, suas decisões são técnicas e tem abrangência político-social. Visão de curto prazo (até 1 ano).

A cada nível é montado um plano de ação para que sejam alcançados os objetivos, os quais poderão variar de acordo com certo período de tempo.

Quanto ao tipo, teremos:

- Planejamento estratégico.
- Planejamento tático.
- Planejamento operacional.

Quadro 6.1 Tipos de planejamento

Nível organizacional	Tipo de planejamento	Conteúdo	Tempo	Amplitude
Institucional	Estratégico	Genérico e sintético	Longo prazo	Aborda a organização como um todo. Macro-orientado
Intermediário	Tático	Menos genérico e mais detalhado	Médio prazo	Aborda cada unidade separadamente
Operacional	Operacional	Detalhado e analítico	Curto prazo	Aborda cada operação separadamente. Micro-orientado

Fonte: Chiavenato, 2004.

BRAINSTORMING

Brainstorming, palavra que em inglês significa "tempestade de ideias", é um método para gerar ideias, solucionar problemas ou informações relacionadas, mediante a livre associação, a partir de uma palavra-chave, por um grupo de funcionários comprometidos com o processo estudado.

Trata-se de um conjunto de sugestões criado pelos membros de uma equipe e que promove avanços na busca de soluções para um determinado problema ou situação, visando a ampliar a quantidade de opções a serem analisadas sobre determinado tema.

"Se quiser ter uma boa ideia, tenha uma porção de ideias."
Thomas Edison

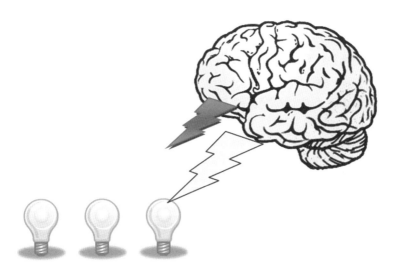

Figura 6.1 Representação do *brainstorming* (elaborado pela autora).

Em uma reunião de *brainstorming* integramos, de preferência, setores e competências diferentes, podendo ser os representantes dos serviços intersetorialidade, aos quais será dada total liberdade de expressão na exposição de suas ideias sobre determinada questão exposta previamente, mas de maneira ordenada, para que as ideias sejam apreciadas por todos e organizadas em um quadro, inicialmente, para posteriormente serem analisadas e classificadas.

As ideias poderão ser escritas com caneta em um quadro ou em pequenos papéis adesivos coloridos, que auxiliarão a separação das sugestões por temas ou por similaridade.

Imaginemos que o "problema" para o qual se busca solução seja a ausência de qualidade no atendimento feito pela recepção da emergência de um hospital, identificada na tabulação do opinário.

Após lançada a questão e oferecido um tempo para que todos participem com suas ideias, as escrevemos no papel adesivado e dispomos no quadro para que todos possam ver, propiciando assim as associações (Figura 6.2).

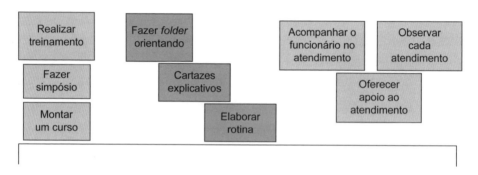

Figura 6.2 Modelo de quadro representativo para ordenamento das ideias (elaborado pela autora).

Nessa simulação no quadro já acomodamos separadamente o idealizado pela turma em espaços temáticos ou critérios.

Em seguida, para que possamos avaliar as concepções colocadas pelo grupo, deveremos fazer uma matriz de avaliação, no sentido de evitar "erros" no julgamento das melhores ideias somente por uma pessoa, seja ela líder do evento ou não.

Desse modo, teremos o modelo apresentado no Quadro 6.2, que mostra uma escala de avaliação de 0 a 5, para evitar maiores variações de resultados, atribuindo uma classificação a cada número.

Quadro 6.2 Escala de avaliação

Ótimo	Muito bom	Bom	Regular	Ruim
1	2	3	4	5

Em seguida, notas serão atribuídas a cada ideia. Ao término, faremos a soma e obteremos o escore que indicará as melhores ideias, em escala de importância, o qual determinará, inclusive, o nível em que elas serão consideradas, com as que alcançaram pontuação alta tendo prioridade sobre as demais (Quadro 6.3).

Depois, iremos preencher a matriz de acordo com a escala de avaliação e somar para obter o resultado final e, consequentemente, um norte orientador para o problema.

Quadro 6.3 Matriz de avaliação

Matriz de avaliação	Critérios			
	Critério 1	Critério 2	Critério 3	Critério 4
Ideia 1				
Ideia 2				
Ideia 3				
Ideia 4				
Ideia 5				
Soma				

PLANEJAMENTO ESTRATÉGICO

"No Planejamento Estratégico, não se espera necessariamente que o futuro represente progresso em relação ao passado, e tampouco se acredita que seja extrapolável."
Ansoff & McDonnell (1993)

Por meio do **planejamento estratégico**, podemos planejar nossas ações contemplando não somente nossa Empresa, mas também o ambiente em que ela está inserida, de modo a atingirmos nossa meta de maneira mais eficaz, ou seja, estaremos agindo estrategicamente, levando em consideração todas as variações do cenário a que pertencemos.

Para o início de um planejamento estratégico é necessário efetuar um levantamento de todos os potenciais, bem como fraquezas, com intuito de nos prepararmos para o futuro.

Na realidade, o processo de globalização não nos tem dado a oportunidade de parar para pensar, e planejamento nada mais é do que pensar, refletir sobre onde estamos e o que faremos, para chegar aonde queremos.

A visão do planejamento estratégico é bem mais ampla, pois nos liberta dos controles estatísticos para nos direcionar para um vislumbre dos caminhos que nos levarão à nossa meta. Agora nosso objetivo será planejar para alcançar o ideal para a satisfação do cliente: com base no aprendizado dos erros do passado, pensaremos no futuro. Onde queremos estar daqui a cinco anos? Como serei lembrado? O que deveremos fazer para que isso aconteça.

Nesse conceito, estão incluídos clientes internos, externos e fornecedores; portanto, nossa tarefa é árdua, mas, uma vez devidamente planejada e acompanhada, tornará possível vencer cada etapa desse processo.

A Figura 6.3 exibe a estrutura do planejamento estratégico desde sua concepção até sua implementação. Assim, apresentamos os pon-

Concepção estratégica	Diagnóstico	Intenção estratégica	Planejamento	Implementação e avaliação
Visão sistêmica ↓ Pensamento estratégico ↓ Atribuições e responsabilidades	Diagnóstico interno ↓ Diagnóstico externo ↓ Construção de cenários	Missão Visão Valores Objetivos Metas	Definição de estratégias ↓ Planejamento tático ↓ Planos operacionais	Técnicas de implementação ↓ Aprendizagem organizacional ↓ Clima organizacional ↓ Auditoria de resultados

Figura 6.3 Estrutura do planejamento estratégico (BRAGA & MONTEIRO, 2005).

tos-chave para sua elaboração, como missão, visão, valores, objetivos e metas.

A obra clássica da literatura infantil escrita por Lewis Carroll e publicada em 1865 na Inglaterra, *Alice no País das Maravilhas* (Figura 6.4), ilustra a importância do planejamento estratégico no momento em que, na floresta, Alice se depara com vários caminhos e não sabe qual deles seguir, até que encontra o Gato Risonho e lhe pergunta:

– Poderia me dizer, por favor, que caminho devo tomar para sair daqui?
– Isso depende bastante de aonde você quer chegar – responde o Gato Risonho.
– O lugar não me importa muito... – disse Alice.
– Então não importa que caminho você vai tomar – disse o Gato.

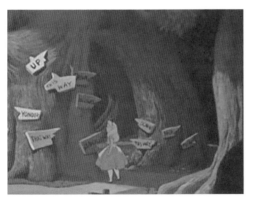 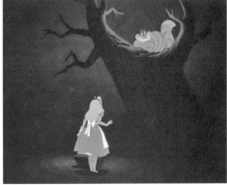

Figura 6.4 Ilustração das cenas do filme *Alice no País das Maravilhas*, da The Walt Disney Productions, 1951.

Nesse breve diálogo fica evidente que, para quem não sabe para onde vai, qualquer caminho é favorável, evidenciado de modo incontestável a necessidade de termos uma meta, objetivos, para saber quais as trilhas a seguir.

Da mesma maneira, e a título de associação mnemônica, lembremos da letra da música *Deixa a vida me levar*, de Zeca Pagodinho, como uma "demonstração" do pensamento "antiplanejamento" estratégico:

Se a coisa não sai
Do jeito que eu quero
Também não me desespero
O negócio é deixar rolar
E aos trancos e barrancos
Lá vou eu!
[...]

E deixa a vida me levar
(Vida leva eu!)
Deixa a vida me levar   **REFRÃO**

(Vida leva eu!)
Deixa a vida me levar
(Vida leva eu!)

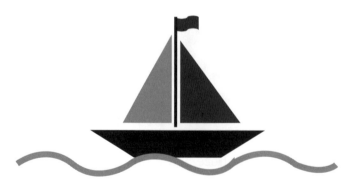

Figura 6.5 Simbologia da expressão "deixa a vida me levar" (elaborado pela autora).

Missão

Missão é o motivo principal da existência de uma organização, o foco de suas atividades. Definição básica de um planejamento estratégico, a missão deve ser clara e objetiva, evitando dúvidas sobre por que estamos trabalhando nessa empresa.

A missão deverá estar exposta na entrada da empresa, juntamente com a visão e os valores, pois se trata da apresentação da organização ao cliente.

> *"Somente uma definição clara da missão, a razão de existir da organização, torna possíveis, claros e realistas os objetivos da empresa."*
> **Peter Drucker**

Visão

Visão é o propósito da empresa e de seu direcionamento. Com uma missão e visão bem definidas, o caminho será mais claro para todos os colaboradores, que deverão atuar em conjunto.

Ao contrário da missão, a visão deverá ter um prazo estipulado para ser cumprida, geralmente de 5 a 6 anos, durante o qual poderemos implantar ações para alcançar nossas metas.

Onde queremos estar daqui a 5 anos?

Como gostaríamos de ser lembrados?

> *"Criar um mundo onde todos possam se sentir crianças."*
> **Walt Disney**

Valores

Costumo dizer que conhecemos uma alta administração pela recepção de uma instituição. Pelo modo como somos tratados na porta de entrada, conhecemos os gestores.

Os valores são aqueles praticados e difundidos por todos os componentes da empresa. São o efeito espelho.

Se o colaborador é bem atendido em sua própria "casa", ele devolverá o atendimento da mesma maneira.

Portanto, deveremos determinar quais serão os valores importantes para nossa organização, para que se tornem um componente que delineará o comportamento de todos da equipe, qualquer que seja o setor. Estes irão se referir a normas de conduta.

Os valores deverão ser inerentes a cada funcionário e passados ao nosso cliente/paciente.

Os valores podem ser pessoais, estéticos, morais ou éticos. Enfocaremos os dois últimos, já que a área da saúde preconiza regras éticas e morais no tratar, como respeito, ética, solidariedade, honestidade, altruísmo etc.

Os valores morais e éticos deverão ser aplicados no dia a dia de todos os envolvidos com a instituição, seja no trato com o paciente, seja nas suas atividades rotineiras.

> *"Não tentes ser bem-sucedido, tenta antes ser um homem de valor."*
> **Albert Einstein**

Objetivos

São os orientadores para o atingimento das metas. Trata-se de alvos a serem atingidos. São as etapas de uma meta. Os objetivos podem ser definidos de acordo com prazos: curto, médio ou longo (Figura 6.6).

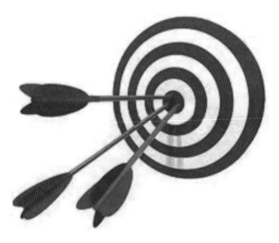

Figura 6.6 Simbologia de meta.

Metas

Metas são as norteadoras do processo decisório da empresa. São os resultados de modo abrangente, sendo cada uma delas associada a objetivos para que sejam viabilizadas.

A meta definirá o que queremos alcançar e deverá estar associada à missão.

As metas devem ser atingíveis para evitar a desmotivação da equipe ou o desinteresse pelo assunto, o que levaria ao não cumprimento dos colaboradores.

Exemplo:

Objetivo: aumentar o faturamento.
Meta: fixar um valor a ser alcançado.

"O indivíduo vive para os alvos, assim como pelas causas."
Carl Gustav Jung

A Figura 6.7 resume a relação entre o nível de planejamento, o prazo e os componentes.

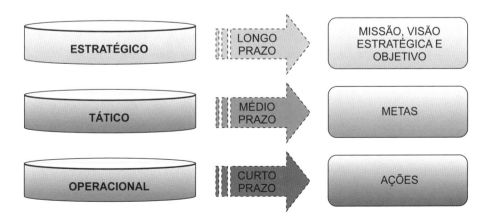

Figura 6.7 Nível de planejamento e prazos.

Hierarquicamente, temos a sequência demonstrada na Figura 6.8.

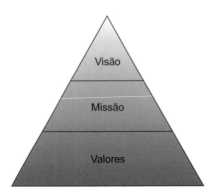

Figura 6.8 Hierarquia dos componentes da estrutura do planejamento estratégico.

Portanto, para podermos planejar estrategicamente, deveremos cumprir algumas etapas conforme demonstra a Figura 6.9.

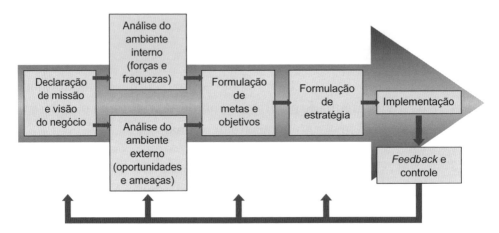

Figura 6.9 Processo de planejamento estratégico do negócio (KOTLER, 1999).

Elaborar uma análise da situação atual do ambiente **externo** e **interno**, respectivamente, é mais uma etapa a ser demonstrada, uma vez que as outras representadas na Figura 6.9 já foram apresentadas nas páginas anteriores.

Para tanto, utilizaremos uma ferramenta chamada **Matriz SWOT**. Esta matriz é uma ferramenta usada para análise de cenários ou ambientes. A sigla consiste em um acróstico formado pelas letras iniciais (em inglês)das palavras forças, fraquezas, oportunidades e ameaças, também conhecida no Brasil como Análise ou **Matriz FOFA,** acróstico formado em português (Figura 6.10).

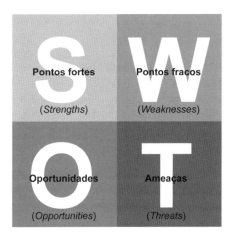

Figura 6.10 Significado do acróstico SWOT.

Ambiente externo

Fatores do ambiente externo poderão vir a influenciar de modo negativo o cumprimento de objetivos e metas. Assim como o ambiente interno, o ambiente externo faz parte dos cenários.

Ameaças

- Quais são os fatores que ameaçam minha empresa?
- Qual o cenário econômico mundial que seria uma ameaça a minha empresa?
- E se o dólar aumentar? Não poderei atualizar meu parque tecnológico?
- Um serviço concorrente será inaugurado no mesmo bairro. O cliente/paciente agora terá mais uma opção de escolha, além da minha empresa.

Oportunidades
- Quais são as oportunidades?

- Existe a possibilidade de o valor do dólar diminuir! Poderei comprar equipamentos novos para a clínica, hospital ou laboratório.
- Soube que no ano que vem o dono do terreno ao lado vai vender o espaço. Poderei comprá-lo e ampliar meu estacionamento.

Ambiente interno

Fatores do ambiente interno poderão vir a influenciar de modo negativo o cumprimento dos objetivos e metas.

Essa análise deverá ser realizada em todas as áreas e em todos os setores de cada área – administrativa, técnica, apoio logístico – com o objetivo de identificar todos os pontos.

São os chamados pontos **fortes** e **fracos**.

Pontos fortes

- Quais são os pontos fortes? Equipe técnica? Administrativa? Equipamentos?
- Quais são os recursos disponíveis nessas áreas?
- São poucos? São muitos?
- São altamente eficientes? Efetivos? Eficazes?

Os pontos identificados serão um trunfo em suas mãos, para negociações, para assinatura de contratos, para a imposição perante situações de competitividade, para compra de materiais, equipamentos etc., pois se sua empresa conta com uma equipe de cirurgiões extremamente qualificada e tem alta produção cirúrgica, consequentemente sua instituição consome muito material e medicamento, tornando-se uma boa compradora. Desse modo, na hora de comprar, os fornecedores estarão interessados em vender uma grande quantidade de material e medicamentos, oportunizando o poder de compra, no que se refere ao preço, ao comprador.

Devemos aprender com o passado para planejar o futuro, mas de maneira plausível deveremos analisar nossas potencialidades para que possamos avançar e não deixar que os erros do passado voltem a se repetir, pois estaríamos retrocedendo, além de não estarmos nos superando.

Pontos fracos

- Quais são os pontos fracos? Equipe técnica? Administrativa? Equipamentos?
- Quais são os recursos disponíveis nessas áreas?
- São poucos? São muitos?

Uma vez levantados e devidamente identificados esses pontos, será mais fácil sua correção ou, pelo menos, o conhecimento de seu lado mais frágil, para saber ou pensar em como lidar com eles.

Quadro 6.4 Análise de oportunidades e ameaças

	Oportunidades	Ameaças
Forças	1.............. 2..............	1.............. 2..............
Fraquezas	1.............. 2..............	1.............. 2..............

Exemplo:

Quadro 6.5 Matriz SWOT

Forças	Fraquezas
Equipe médica competente	Equipamento de climatização sucateado
Alto padrão de acomodação	Recepção despreparada para atendimento ao cliente/paciente
Estacionamento amplo	Dimensionamento deficiente de recursos humanos
Ameaças	**Oportunidades**
Diminuição de fontes financiadoras	Valor do dólar em baixa
Novos concorrentes	Abertura do Programa de Mutirão de Saúde Pública
Elevação dos preços de órteses, próteses e materiais especiais	Baixa de juros

"Um cenário é uma visão internamente consistente daquilo que o futuro poderia vir a ser. Com a construção de múltiplos cenários, uma empresa pode extrapolar sistematicamente as possíveis consequências da incerteza para sua opção de estratégias."

Porter (1992)

Quanto aos documentos que teremos de elaborar, observe a associação de acordo com o nível do planejamento estratégico apresentado no Quadro 6.6.

Quadro 6.6 Nível de planejamento × documentos

Nível do planejamento	Documento a ser elaborado	Objetivo	Representante
Estratégico	Manual de qualidade	Descrever o sistema de gestão	Diretoria
Tático	Procedimentos	Sistematização	Gestores
Operacional	Normas, instruções, registros e gráficos	Orientação e comprovação	Colaboradores

O planejamento deve contemplar o **tripé da qualidade**:

- **Efetividade:** fazer o que tem que ser feito.
- **Eficiência:** fazer o certo sem muitos erros.
- **Eficácia:** fazer algo que atinja completamente o esperado.

Deve ser lembrado que só será possível o planejamento quando soubermos aonde queremos chegar, ou seja, qual a nossa meta. Sêneca já dizia que: "Se você não sabe a que porto se dirige, qualquer vento é favorável." Portanto, deveremos primeiro determinar os objetivos a serem atingidos.

Para isso, deveremos saber qual o nosso propósito de existência, por que e para que nossa instituição está funcionando, nosso objetivo principal, nossa missão.

A missão poderá ser identificada por perguntas como:

- Por que minha empresa/instituição está funcionando?

- Qual é o perfil dos pacientes/clientes que atendo atualmente e o dos que ainda posso atender?
- O que esses pacientes/clientes desejam?
- O que esses pacientes/clientes estão exigindo de minha empresa/instituição?
- Será que as exigências desses pacientes/clientes estão sendo atendidas?

Depois de respondidas essas perguntas, saberemos qual nosso objetivo primordial, ou seja, o motivo pelo qual abro as portas de minha empresa todos os dias.

Após obtermos essas respostas, passamos a pensar que quem planeja tem de saber qual sua meta, pois, como já enfatizamos antes, deveremos saber no mínimo aonde queremos chegar. Onde quero estar daqui a 5 anos?

Desejo ser um centro de excelência no mercado de atenção à saúde? Quero ser um centro diagnóstico? Terapêutico? Policlínica? Hospital de referência? Laboratório de alto poder diagnóstico? Alta precisão?

Somente após respondidas essas questões poderemos pensar em planejar de modo consciente e maduro. Nossos processos só poderão ser desenvolvidos com intuito de atender nossos pacientes se soubermos o que precisamos oferecer a eles e como nos preparamos para atendê-los daqui a 5 anos.

Lembre-se de que oferecemos serviços, e estes são "subjetivos", motivo pelo qual deveremos estar atentos aos processos a implantar e acompanhá-los, para que eles estejam sempre atualizados de acordo com as necessidades de nossos pacientes/clientes. Não é porque uma pessoa está doente que ela não precisa ou deseja ser atendida com a qualidade que merece.

> "A estratégia sem tática é o caminho mais lento para a vitória. Tática sem estratégia é o ruído antes da derrota."
> **Sun Tzu**

PLANEJAMENTO ESTRATÉGICO COMO FERRAMENTA PARA QUALIDADE EM SERVIÇOS DE SAÚDE

"Sem um planejamento estratégico competente, ninguém sobreviverá nestes tempos globalizados."
Michael Porter

O grande desafio dos governantes é oferecer ao povo mais instituições de saúde, pois o número de hospitais, clínicas e postos de saúde, continua não tendo uma relação proporcional e adequada com a sustentação da saúde da população.

Desse modo, devemos focar em uma visão de mudança, de estratégia voltada para o cliente, por meio de padrões preestabelecidos.

Vale salientar que é com o planejamento que se tem a oportunidade de identificar os erros de maneira prévia e evitar que eles aconteçam. Quando decidimos fazer uma viagem, pensamos logo no que devemos levar e fazemos até uma lista, para não incorrermos no erro resultante do esquecimento. Esse breve exemplo é o que chamamos de planejamento, portanto nada mais certo do que fazer o mesmo em nosso trabalho.

Ao planejarmos, analisamos a situação, estudamos as viabilidades, identificamos a forma ou o método e definimos a equipe. Cada passo será importante, pois estaremos vislumbrando a melhor maneira de alcançar os objetivos e teremos a possibilidade de prever o que eventualmente não deverá ser realizado ou até mesmo corrigido, uma ação ou situação que poderia nos levar a intercorrências e, consequentemente, ao insucesso.

Isso é estratégia!

O que queremos dizer é que o planejamento estratégico é uma ferramenta indispensável para a qualidade. Ao praticá-lo, estaremos construindo o futuro, de maneira mais segura e organizada, com a vantagem de agirmos com riqueza de detalhes, que poderão referir-se não somente à garantia da qualidade, mas ao nosso diferencial perante o mercado (Figura 6.11).

Quando montamos um projeto, devemos pensar em cada etapa e nos "gargalos" que serão solucionados de antemão, tornando nosso caminhar mais fácil e os resultados mais acessíveis e rápidos.

Sem planejamento, estaremos no que chamamos de "o que ocorrer", e dessa maneira ficaremos fragilizados e à mercê de domínios internos e externos, que poderão não contribuir para a implantação de nossos planos.

À medida que alcançamos o domínio da situação, será muito mais seguro atingir nossa meta.

> *"Planejamento de longo prazo não lida com decisões futuras, mas com o futuro de decisões presentes."*
> **Peter Drucker**

Pensemos em uma situação hipotética: você e seus amigos decidiram montar uma clínica e, para tanto, marcam uma reunião no início do processo. Ao se reunirem, começam a conversar sobre o que deve ser feito. No meio da conversa, um de seus amigos solicita a palavra:

– Bem, conversamos muito e gostaria de expor um ponto importante: nossa clínica tem de ter qualidade!

Ao que você responde:

– Claro que deve ter qualidade, e por isso precisamos de um projeto, mas... por onde começar?

É exatamente nesse momento que deveremos pensar em planejamento, mas lembre-se de que deverá ser um planejamento estratégico; uma vez que vocês têm objetivos, traçarão metas e precisarão saber quais serão a missão, a visão e os valores, pois a qualidade começa desde o projeto!

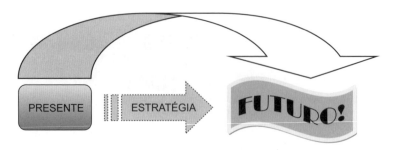

Figura 6.11 Representação do uso da estratégia.

> *"Fixar um objetivo é como identificar a Estrela Polar – você assenta a bússola nela e a usa para se conduzir pelo caminho que você quer utilizar."*
> **Marshal Edward Dimock**

Em se tratando de serviços, teremos mais motivos para nos utilizarmos de estratégia, pois lidar com pessoas é lidar com a diversidade, com anseios e expectativas, o que nos leva à necessidade de planejar para minimizar os erros.

Se quisermos buscar a qualidade, a estratégia consiste em organizar nosso planejamento com vistas a atender aos padrões preestabelecidos pelo programa de Certificação de Qualidade em Serviços de Saúde, vigente para a área, pois se trata de um modelo especificamente elaborado para atender às peculiaridades da saúde.

É o que veremos nos próximos capítulos!

Capítulo 7 — A Certificação de Qualidade

> *"Somos aquilo que fazemos repetidas vezes. Portanto, a excelência não é fruto de um jeito, mas sim de um hábito."*
> **Aristóteles**

O processo de qualidade necessita de mensuração, acompanhamento e melhoria contínua, como já descrevemos em capítulos anteriores. Consiste em trabalho gratificante para quem faz e agradável para quem recebe, então nada mais justo que laureá-lo.

Trata-se do reconhecimento da empresa e da informação para os clientes, que a escolheram, de que esta é digna de crédito e confiança. A certificação servirá também para demonstrar a responsabilidade que a instituição tem para com a sociedade e a comunidade à que atende.

Para tanto, essa organização necessita de uma Agência Certificadora que verificará e atestará, por meio de auditoria, o cumprimento de padrões preestabelecidos e testemunhará a credibilidade da estrutura, serviços, processos, recursos humanos e gestão.

Em seguida, a certificadora emitirá um documento chamado Certificado de Qualidade. Essas agências deverão ser credenciadas por um órgão de reconhecimento nacional ou internacional, a exemplo do Ministério da Saúde no Brasil.

O certificado terá um tempo determinado de validade, devendo ser renovado ao final desse período. Nesse meio tempo, a certificadora acompanhará a instituição por meio de relatórios que serão encaminhados por esta, os quais demonstrarão que a empresa continua fazendo jus ao certificado emitido.

Caso esses relatórios não sejam satisfatórios, ou na presença de intercorrências que não tenham sido informadas à certificadora, no momento da nova auditoria, a instituição poderá perder seu certificado. Portanto, pode-se observar que se trata de um trabalho contínuo de prática da qualidade.

Kaizen, como já citamos anteriormente, significa qualidade contínua, e não qualidade pontual, mas uma forma sistemática de agir.

O certificado prestará um serviço não só aos clientes, mas também a fontes pagadoras e distribuidoras, para as quais servirá como uma credencial de credulidade no mercado, além de identificá-las como uma referência para os profissionais que desejem se engajar na equipe.

Além disso, devem ser ressaltadas as vantagens internas, como diminuição de custos, desperdício e gastos, além da otimização do trabalho.

Qualidade é fazer certo desde a primeira vez para não ter que fazer a segunda!

Como seria essa certificação para os serviços de Saúde? É o que veremos a seguir!

A CERTIFICAÇÃO DE QUALIDADE EM SERVIÇOS DE SAÚDE

Para entender a evolução do processo de certificação na área de saúde, vamos retomar um pouco do que descrevemos anteriormente.

O relatório de Abraham Flexner, de 1910, patrocinado pela Fundação *Carnegie*, propunha a reformulação do ensino médico como uma maneira de oferecer segurança à população. Seguindo sua metodologia, Codman publicou um livro chamado *A Study in Hospital Efficiency: the first five years* (em tradução livre, um estudo sobre a eficiência do hospital).

Esse estudo apresentava um método de avaliação sistemática do estado de saúde dos pacientes, visando à instalação de um modo de mensuração dos resultados das intervenções médicas no hospital.

Em razão desse trabalho de Codman, em 1913, a Fundação do Colégio Americano de Cirurgiões, buscando a melhora da qualidade do atendimento aos pacientes, desenvolveu um padrão mínimo de melhoria e, em 1918, realizaram uma análise, considerada um marco, em aproximadamente 629 hospitais, dentre os quais apenas 89 atendiam ao estabelecido.

Dos resultados do *Hospital Standartization Program* originou-se a *Joint Comission of Accreditation of Hospitals* (**JCAH**), fundada em 1951 em uma parceria entre o Colégio Americano de Cirurgiões, a Associação Americana de Clínicos, a Associação Médica Americana, a Associação Americana de Hospitais e a Associação Médica Canadense, ficando responsável pela qualidade dos hospitais americanos, conhecida como Acreditação.

Cabe salientar que a elevação dos custos da saúde, em virtude da alta complexidade dos procedimentos, e o crescente avanço tecnológico obrigaram o direcionamento para a minimização dos custos e a maximização dos resultados, situação ideal para a prática da qualidade, que se apresenta como a ferramenta ideal para atender a essa necessidade.

O primeiro manual do programa, contendo os padrões para os hospitais, foi lançado pela **JCAH** em 1953, consagrando o modelo de Acreditação.

No Brasil

Em nosso país, o programa foi lançado oficialmente no ano de 1998, pelo então Ministro da Saúde, José Serra, de maneira voluntária para os hospitais, que deveriam cumprir os itens contidos no primeiro manual de acreditação.

O manual foi criado a partir da análise dos manuais de acreditação dos EUA, Canadá, Catalunha/Espanha e Inglaterra, entre outros, por um grupo técnico, sem contar os já utilizados por alguns estados do Brasil. Esse trabalho foi encaminhado ao Programa Brasileiro da Qualidade e Produtividade (PBQP) para aprovação.

Partindo dessas premissas, em 1998 o Ministério da Saúde lançou o Programa Brasileiro de Acreditação Hospitalar. Após análises exaustivas do modelo do manual de acreditação da *Organização Pan-Americana da Saúde* (**OPAS**), adaptado à realidade brasileira para serviços públicos ou privados, foi lançado o *Manual Brasileiro de Acreditação*.

Em razão das necessidades para a implantação do Sistema Brasileiro de Acreditação (**SBA**), em 1999 foi constituída a Organização Nacional de Acreditação (**ONA**).

O programa de acreditação apresentava uma metodologia baseada em padrões de avaliação para as instituições de saúde, determinados pela ONA, com o objetivo de assegurar a qualidade da assistência. Para obterem a certificação, as instituições deveriam estar em conformidade com os ditames publicados no manual.

As certificadoras deverão atender aos requisitos da ONA para tornar-se uma Instituição Acreditadora Certificada ONA, e só então realizarão as avaliações para certificação. Sua equipe deve dominar o tema acreditação de serviços de saúde, conhecer os manuais e normas do Sistema Brasileiro de Acreditação e ter realizado um curso preparatório de avaliadores oferecido pela ONA.

A lista de certificadoras está disponível no *site* da ONA.

A lógica

Vale lembrar que o conceito acompanha o modelo de qualidade de Donabedian, citado no Capítulo 4, o qual representa a qualidade como uma tríade:

- **Estrutura:** adequação da estrutura física, material e recursos humanos.
- **Processo:** ações desenvolvidas para assistência ao paciente.
- **Resultados:** obtidos como consequência natural da prática da qualidade.

A lógica do modelo baseia-se em três níveis, cada um dos quais compreende uma lista de itens que compõem um padrão que deverá ser atendido pela empresa para que esta consiga sua certificação.

Os níveis, determinados em 2001, eram:

- **Nível 1** – Segurança e Estrutura (básico).
- **Nível 2** – Organização (atendimento assistencial).
- **Nível 3** – Práticas de Gestão de Qualidade (evidência de política de gestão voltada para qualidade e melhoria contínua).

A avaliação era realizada por auditores, após análise do cumprimento dos itens, internamente junto aos colaboradores e também por meio de entrevistas com pacientes. Após o término, a equipe auditora elaborava um relatório detalhado com o parecer do que foi evidenciado.

O hospital poderia receber a seguinte classificação:

- 0: não acreditado – sem certificação.
- 1: acreditado.
- 2: acreditado pleno.
- 3: acreditado com excelência.

Essa classificação, que geraria uma certificação, correspondia a até que ponto o hospital havia cumprido 100% dos itens solicitados pelo manual; ou seja, somente se a instituição atendesse totalmente ao exigido em cada nível, o hospital seria certificado como acreditado com excelência, pois os níveis têm pré-requisitos (por exemplo, somente alcançarão o nível 2 os que atenderem aos níveis 1 e 2 e somente serão do nível 3 aqueles que atenderem aos níveis 1, 2 e 3).

Vale ressaltar que cada nível de exigência deverá ser atendido plenamente!

Portanto, vale dizer que a acreditação é a "**Lei do Tudo ou Nada**".

Cabe registrar que não se trata de uma fiscalização, e sim de um programa que objetiva despertar as instituições para a prática da qualidade e a consequente melhora da assistência ao paciente, o que, naturalmente, resume-se ao atendimento aos clientes internos e externos.

Desse modo, o projeto foi evoluindo com revisões periódicas e aprimoramento do modelo pela equipe de especialistas e representantes das instituições prestadoras de serviços de saúde e agências certificadoras.

Em seguida, a certificação espalhou-se para outras organizações prestadoras de serviços de saúde, como:

1. Laboratório clínico.
2. Bioimagem.
3. Terapia renal substitutiva.
4. Hemoterapia.

Atualmente o modelo, revisado, na versão 2014, apresenta uma roupagem mais objetiva e abrangente e é apresentado pelos seguintes manuais:

1. *Manual Brasileiro de Acreditação* para as organizações prestadoras de serviços de Saúde, a saber:
   - Hospitalar.
   - Hemoterapia.
   - Laboratório.
   - Nefrologia e terapia renal substitutiva.
   - Diagnóstico por imagem.
   - Radioterapia e medicina nuclear.
   - Ambulatório e/ou pronto atendimento.
   - Atenção domiciliar.
2. *Manual Brasileiro de Acreditação* – Programas da saúde e prevenção de riscos.
3. *Manual Brasileiro de Acreditação* – Serviços para a saúde – Selo de Qualificação ONA, compreende os serviços de:
   - Processamento de roupas para serviços de saúde.
   - Esterilização e reprocessamento de materiais.
   - Serviços de manipulação de medicamentos antineoplásicos e dietas parenterais.
   - Serviços de dietoterapia.

4. *Manual Brasileiro de Acreditação* – serviços odontológicos.
   Os níveis se apresentam da seguinte maneira:
   - Nível 1: segurança.
   - Nível 2: gestão integrada.
   - Nível 3: excelência em gestão.

Do mesmo modo, esses atenderão ao modelo da tríade de Donabedian, além de somar itens como:

- Segurança financeira e tecnológica no nível 1. Já que falamos em segurança, devemos abarcar tudo que oferece essa condição ao paciente.
- Sustentabilidade no ambiente, macrorresultados, otimização de lucro no nível 2: neste nível evidenciamos a preocupação da mensuração e do gerenciamento da produtividade.

Normas

Normas para avaliação

As normas são as norteadoras do instrumento global de avaliação que será necessário para cada organização, como, por exemplo, quantos auditores serão necessários, itens a serem aplicados e análise de permanência de serviços terceirizados.

As normas fazem parte do processo de auditoria e deverão ser conhecidas pelo interessado na acreditação.

Capítulo 8
Acreditação de Serviços de Saúde – A Qualidade como Vantagem Competitiva

> *"O sucesso ou fracasso de qualquer empresa depende da vantagem competitiva, ofertando o produto a um custo mais baixo ou oferecendo ao comprador benefícios únicos que justifiquem um preço."*
> **Michael Porter**

As pessoas consideram no mínimo "estranho" quando se fala em qualidade com vantagem competitiva, *marketing* ou estratégia em saúde, afinal quem oferece saúde, seja qual for o estabelecimento – Hospital, Laboratório, Centro de Bioimagem ou Hospital-Dia –, não vê esses serviços como uma empresa.

Engana-se o gestor que não trata os estabelecimentos de assistência à saúde como uma empresa, embora a saúde seja um bem inalienável e todos aqueles empenhados em seu exercício devam, de maneira altruísta, buscá-la sob qualquer circunstância.

No entanto, nunca poderemos deixar de entendê-la como uma empresa geradora de serviços, afinal os administradores estão procurando nas faculdades exatamente o que o cotidiano não pode oferecer: o conhecimento teórico-prático e os critérios adotados pelos grandes mestres.

Desse modo, discutiremos agora a qualidade como vantagem competitiva nos serviços de saúde.

Uma vez atendidas as exigências do programa de acreditação, a vantagem competitiva será uma consequência natural, pois, se a empresa está de acordo com as boas práticas dentro dos níveis de estrutura, processos e excelência em gestão, o padrão da instituição ficará evidente para a população que ela atende e para as fontes financiadoras, tornando-a um referencial.

Mas você pode perguntar: e quando todos tiverem a certificação?

A competição continua e a vantagem será a própria organização se superar a cada dia. A qualidade é a busca contínua de melhoria!

Os indicadores servirão para uma mensuração constante de nossos serviços e o *benchmarking* será de vital importância para conhecermos as referências do mercado e, de maneira sistemática, nos mantermos em processo de crescimento.

A partir da certificação, seremos obrigados a seguir valores considerados ideais por órgãos como OPAS, OMS, Ministério da Saúde e Agência Nacional de Vigilância Sanitária (**ANVISA**), entre outros. Além das leis, que mudam todos os dias, apresentam-se novas descobertas, novos procedimentos e novos desafios.

A qualidade é um referencial para a vantagem competitiva. Estamos caminhando a passos largos para que seja uma exigência. Vejam o modo com que as operadoras estão credenciando os serviços. As auditorias nas áreas pública e privada estão balizadas em indicadores de qualidade.

O próprio Código de Defesa do Consumidor se refere a padrão de qualidade, sem mencionar que a Constituição garante ao cidadão uma assistência de qualidade.

CAPÍTULO III
Dos Direitos Básicos do Consumidor

Art. 6º. São direitos básicos do consumidor:

I – *a proteção da vida, saúde e segurança contra os riscos provocados por práticas no fornecimento de produtos e serviços considerados perigosos ou nocivos;*

III – a informação adequada e clara sobre os diferentes produtos e serviços, com especificação correta de quantidade, características, composição, qualidade e preço, bem como sobre os riscos que apresentem;

Se nos aprofundarmos no conhecimento da legislação vigente, poderemos verificar que a Lei 8.080 e o Novo Código Civil registram a obrigatoriedade do atendimento seguro e de qualidade, pois é um direito de todos, conforme já conhecido.

A população está cada vez mais esclarecida e exigente, os meios de comunicação estão veiculando os direitos, e em pouco tempo não será necessário que ninguém cobre, porque o próprio paciente já vem fazendo isso.

Desse modo, a gestão pela qualidade será uma prática de sobrevivência. Precisamos repensar os conceitos, rever as rotinas, profissionalizar a equipe, atualizar os colaboradores e rever as ações, as finanças e os custos para nos mantermos no mercado, que se posiciona como o principal cobrador.

Além de ser um dever da empresa oferecer um serviço de qualidade com base na legislação, este ainda deverá ser reconhecido e recompensado por todos de sua relação. Isso já está acontecendo.

Há alguns anos, a exigência de que o candidato tenha um Programa de qualidade em sua instituição aparece em quase 100% das licitações públicas para novos serviços.

A Lei 9.656/98 trata da parceirização de riscos quando da intercorrência com pacientes, o que explica por que as operadoras vêm buscando serviços com Certificado de Acreditação para se credenciar, afinal: "Se algo acontecer com "meu paciente", terei de dividir a conta com o hospital".

O mercado está "afunilando" e a "peneira" diminui seu tamanho!

Será muito melhor que cada prestadora de serviço de saúde se organize a tempo para não ser excluída do modelo que está se consolidando.

A vantagem competitiva aquecida pela Acreditação dos serviços de saúde é o caminho a ser seguido, e rápido!

COMO IMPLANTAR O PREPARO PARA ACREDITAÇÃO EM SERVIÇOS DE SAÚDE

> *"O que realmente garante a sobrevivência das empresas é a competitividade, e a competitividade decorre da produtividade e, esta, da qualidade."*
> **Falconi (1992)**

Para o preparo para certificação de acreditação dependeremos da aquisição de manuais e normas do modelo escolhido (nacional ou internacional). Caso o modelo escolhido seja o nacional, as normas e manuais deverão ser adquiridos nos *sites* da própria ONA. Uma vez solicitado, devem estar em mãos em um prazo máximo de 3 a 4 dias; isso, portanto, não deverá ser um problema.

Apenas deveremos identificar o número de colaboradores que precisarão dos manuais, para que seja possível fazer a compra.

Uma vez decidido pelo preparo e com os documentos em mãos, devemos nos organizar para iniciarmos o processo. Assim, é bom estabelecer um diagnóstico, o qual poderá ser realizado internamente ou contratada uma empresa que o faça. Essa etapa será a de verificação das conformidades e não conformidades com base nos requisitos técnicos (itens) exigidos pelo *Manual de Acreditação*. Uma vez identificadas, atuaremos no sentido de resolver as não conformidades.

Com o diagnóstico em mãos, iniciaremos os trabalhos, começando por eleger os líderes de cada setor, os quais ficarão responsáveis pela elaboração de um plano de ação com base no diagnóstico e em eventuais fragilidades que sejam do conhecimento do responsável pelo serviço e que, por algum motivo, não tenham sido incluídas no diagnóstico.

Os planos de cada unidade/setor ficarão em poder do profissional responsável e deverão ser atualizados em cada reunião. Após sua atualização, o setor de qualidade, já previsto para existir nas instituições, reterá a versão final e encaminhará aos superiores – gerentes e diretores – que acompanharão todo o andamento das ações.

Caso a empresa ainda não conte com o setor de qualidade, ressaltamos que é imprescindível que este faça parte do organograma, ou seja, ele deverá ser constituído.

Uma vez elaborado o plano, determinaremos reuniões, inicialmente semanais, para dirimir possíveis dúvidas, e em seguida quinzenais, para o acompanhamento das ações que foram planejadas. Todos os setores deverão participar desse encontro, no qual será possível resolver entraves que provocaram a não realização de algum item no plano.

Caso o responsável do setor não possa comparecer, deverá enviar um representante que saiba responder pelo setor.

Deveremos envolver todos, da administração à assistência, e, em caso de serviços terceirizados, os que respondem deverão estar presentes. Deve ser lembrado que não importa a forma de contratação, pois estaremos lidando com setores.

Todos os funcionários deverão ser envolvidos; portanto, sugerimos a realização de uma reunião para que esses tenham conhecimento do objetivo da organização. O compromisso será da empresa "como um todo" e não de áreas específicas.

O encontro servirá para desmentir possíveis boatos sobre demissões e cortes de funcionários e/ou serviços, fato corriqueiro quando se notam mudanças em uma empresa.

Caso não ocorra o comprometimento em todos os níveis, não será possível iniciar o processo. Devem ser feitos cartazes, anúncios na internet, informes em murais, divulgação no jornalzinho e *bottons* para a lapela dos uniformes, o que promoverá o conhecimento e a adesão. Os informes servirão para que seu cliente externo também fique conhecendo que passo a instituição está galgando.

O paciente/cliente deverá ser sempre incluído no plano, afinal ele é o foco do serviço. Ele também auxiliará a divulgação por meio da propaganda "boca a boca", que, segundo alguns autores, "é a melhor que existe".

Rapidamente a notícia correrá e teremos a força multiplicada, o que servirá de agente motivador interna e externamente.

O manual contendo os padrões a serem seguidos será o "livro de cabeceira", pois teremos de entendê-lo para que ele seja aplicado.

Os colaboradores devem ter capacitação em qualidade, com o intuito de dominar a "filosofia" da nova gestão.

Outros treinamentos serão necessários, como, por exemplo, ética e prontuário, mas, à medida que evoluirmos no processo, analisaremos as necessidades. Fica claro, portanto, que será necessária uma programação de treinamentos, além de palestras sobre o assunto, as quais esclarecerão o tema e elucidarão questões que poderão aparecer com o tempo.

Infraestrutura

Ao nos referirmos à infraestrutura, abordaremos a estrutura física e os elementos que possibilitam a produção de bens e serviços, bem como o componente tecnológico.

Uma das primeiras preocupações será a análise conjunta da legislação vigente no que se refere à estrutura física da instituição. Com o diagnóstico em mãos, deveremos ter as adequações a serem realizadas, mas, caso não esteja disponível, deveremos providenciar as plantas baixas e uma visita às instalações.

Legislações, normas e resoluções são de extrema importância e poderão ser adquiridas nos *sites* dos órgãos regulamentadores. Chamamos a atenção para eventuais leis locais que deverão ser observadas no cumprimento deste item.

Uma vez levantadas as necessidades, estas deverão constar no plano de ação para agendamento e planejamento das etapas do processo. Além da organização, o plano auxiliará o gerenciamento de custos – mensal, semestral e anual – e a previsão da disponibilização de capital necessário em cada etapa.

Da mesma maneira, os equipamentos que compõem o ambiente devem estar adequados ao espaço físico e atender às exigências previstas na legislação vigente e às recomendações do fabricante, com vistas a oferecer condições de higiene, limpeza, iluminação, climatização, instalações elétricas e segurança aos profissionais e ao paciente, além de oferecer condições para um bom funcionamento.

Os recursos materiais também estão incluídos, para viabilizarem a realização dos procedimentos, ou seja, a prestação do serviço e sua organização. Para tanto, as ações estarão direcionadas às boas práticas de aquisição de materiais e medicamentos, armazenamento e padronização destes (Figura 8.1), e de seus fornecedores, que serão implantadas a partir do perfil epidemiológico da instituição.

Desse modo, o conhecimento da organização tem de ser de domínio dos gestores com a colaboração da equipe assistencial, que agregará informações técnicas para que essa etapa seja cumprida mediante o levantamento de indicadores epidemiológicos e de atendimento, que estruturarão o processo logístico organizacional. A partir desse levantamento será possível elaborar a padronização de material, medicamentos e suporte tecnológico.

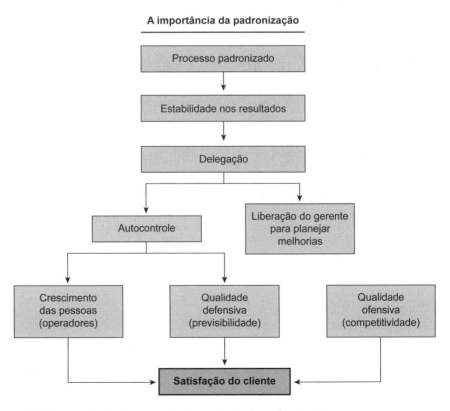

Figura 8.1 Apresentação dos graus de importância da padronização.
Fonte: http://ww2.senacead.com.br/conteudos/gqt/imprime_bloco.php?mod=9.

Uma vez conscientes das necessidades, poderemos estimar os recursos financeiros necessários para sustentar a prestação desse serviço, como diz a frase: "saúde não tem preço, mas tem custo!". Como suporte dessas pilastras, incluiremos a segurança organizacional, que envolve desde o patrimônio até os pacientes e colaboradores.

Os colaboradores estão inseridos porque a segurança envolve também a de quem manuseia todos os recursos que abarcam esse diferenciado e complexo serviço.

A segurança é indispensável, e todos os itens listados fazem parte da base de uma estrutura que deverá oferecer todos os meios para se manter e garantir a prestação da assistência.

Processos

Os processos deverão ser mapeados em fluxos e, se necessário, redesenhados, o que será de grande valia para a otimização dos serviços e relocação de pessoal.

Descrevemos anteriormente os modelos para elaboração de fluxos e rotinas, objetivando a compreensão de como elaborá-los.

Para que seja possível o desenho do fluxo, será necessário o acompanhamento dos processos *in loco* e, em seguida, nos debruçaremos sobre a questão, com todos os envolvidos (intersetorialidade), para repensarmos o modelo ideal. Essa observação deverá ser feita em vários dias, horários e circunstâncias diferentes, de modo a incluirmos o maior número de situações não previstas.

Cabe registrar que também sofreremos a influência da sazonalidade, o que acarretará um perfil de atendimento diferenciado na unidade e que deverá ser prevista no momento do estudo do fluxo, bem como considerada na interpretação dos indicadores (por exemplo, as quatro estações do ano, os eventos festivos em cada mês e as peculiaridades da região).

Os processos serão elaborados tanto na área administrativa como na assistencial e serão os norteadores na busca da qualificação dos serviços, ações preventivas e de segurança no atendimento ao cliente/paciente e na busca da integração da gestão.

Para seu gerenciamento é indispensável a implantação de indicadores de processos que demonstrem a eficácia das ações e o desempenho da unidade, além de contribuir para o processo decisório (Figura 8.2).

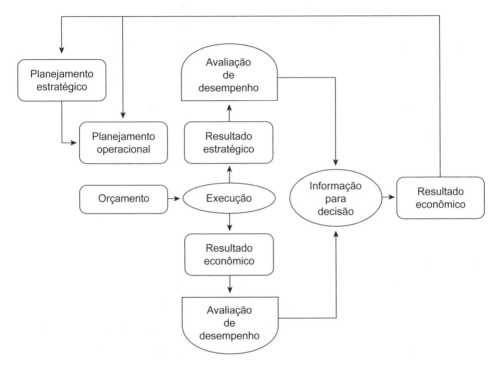

Figura 8.2 Processo de avaliação de desempenho (AQUINO & TACHIBANA, 1999).

- Exemplos de indicadores de processos assistenciais:
  - Infecção da corrente sanguínea associada a cateter venoso central na UTI adulto.
  - Infecção do sítio cirúrgico em cirurgias limpas.
- Exemplos de indicadores de processos administrativos:
  - Aquisição de novos clientes.
  - Redução de custos.

Todas as ações necessárias para a resolução das não conformidades identificadas no estudo de cada processo serão incluídas no plano, além de promoverem a reestruturação do fluxo em questão. O acompanhamento é de suma importância.

Quanto aos procedimentos, estes deverão ser padronizados de acordo com as boas práticas, no caso da equipe multiprofissional, levando em consideração legislação, referências bibliográficas na área específica e orientações de conselhos de classe.

Estamos falando de procedimentos operacionais padrões que fazem parte dos processos, e por isso também deverão ser desenvolvidos. Estes serão vitais para o atendimento ao paciente, e o que está escrito oferece mais segurança, evitando as não conformidades.

Para efeito didático, poderemos incluir os POP, protocolos assistenciais e médicos que estarão no mesmo modelo já citado, assim como suas referências e orientações.

Portanto, também aproveitaremos esse momento para elaborar as rotinas e normas de estruturação das unidades de serviços e atualizá-las de acordo com a literatura e os padrões mais recentes.

Para os procedimentos da equipe médica, os protocolos clínicos e cirúrgicos a serem elaborados poderão ser desenhados na forma de algoritmo (Figuras 8.3 e 8.4), em representação gráfica por meio de figuras geométricas ainda sem consenso quanto à forma, para rápida e fácil visualização quando necessário. O mesmo conteúdo poderá ser apresentado também em texto.

Protocolo de emergência

Para exemplificarmos o modelo em texto, utilizaremos o exemplo do protocolo de atendimento a queimados do Conselho Federal de Medicina (CFM), que se encontra à disposição para *download* em seu portal.

TRATAMENTO DE EMERGÊNCIA DAS QUEIMADURAS

- **Tratamento imediato de emergência:**
  - Interromper o processo de queimadura.
  - Remover roupas, joias, anéis, *piercings*, próteses.
  - Cobrir as lesões com tecido limpo.

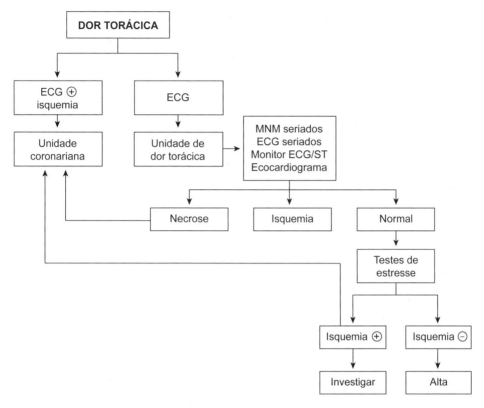

Figura 8.3 Fluxograma geral do atendimento de paciente com dor torácica (PANJU, HEMMELGARN & GUYATT, 1998).

- **Tratamento na sala de emergência:**
  - Vias aéreas (avaliação):
    - Avaliar presença de corpos estranhos, verificar e retirar qualquer tipo de obstrução.
  - Respiração:
    - Aspirar vias aéreas superiores, se necessário.
    - Administração de O_2 a 100% (máscara umidificada) e, na suspeita de intoxicação por CO, manter por 3 horas.
    - Suspeita de lesão inalatória: queimadura em ambiente fechado, face acometida, rouquidão, estridor, escarro carbonáceo, dispneia, queimadura nas vibrissas, insuficiência respiratória.
    - Cabeceira elevada (30°).

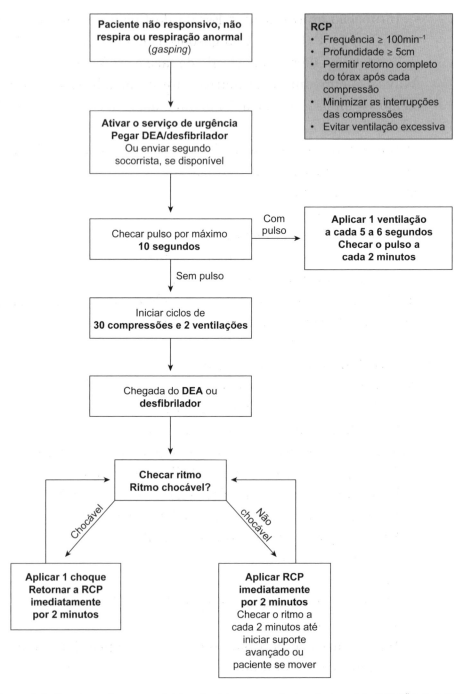

Figura 8.4 Algoritmo de suporte básico de vida para profissionais da saúde (FALCÃO & FEREZ, 2011).
(*DEA*, desfibrilador externo automático.)

- Intubação orotraqueal = Escala de Coma de Glasgow < 8, PaO_2 < 60, $PaCO_2$ > 55 na gasometria, dessaturação < 90 na oximetria, edema importante de face e orofaringe.
  – Avaliar queimaduras circulares – tórax, membros superiores, membros inferiores, perfusão distal e aspecto circulatório (oximetria de pulso).
  – Avaliar traumas associados, doenças prévias ou outras incapacidades. Providências imediatas.
  – Expor área queimada.
  - Acesso venoso:
    Obter, preferencialmente, acesso venoso periférico e calibroso, mesmo em área queimada. Somente na impossibilidade desta, utilizar acesso venoso central.
  – Sonda vesical de demora, para controle de diurese, para queimaduras > 20% em adultos e > 10% em crianças.

- **Profundidade da queimadura:**
  – Primeiro grau (espessura superficial) – solar:
    - Afeta somente epiderme, sem formar bolhas.
    - Vermelhidão, dor, edemas; descamam em 4 a 6 dias.
  – Segundo grau (espessura parcial – superficial e profunda):
    - Afeta epiderme e derme, com bolhas ou flictenas.
    - Base da bolha rósea, úmida, dolorosa (superficial).
    - Base da bolha branca, seca, indolor (profunda).
    - Restauração das lesões entre 7 e 21 dias.
  – Terceiro grau (espessura total):
    - Indolor.
    - Placa esbranquiçada ou enegrecida.
    - Textura coreácea.
    - Não reepiteliza; necessita de enxertia de pele (indicada em segundo grau profundo).

- **Extensão da queimadura** (superfície corpórea queimada – SCQ):
  – Regra dos 9 (urgência).

- Superfície palmar do paciente (incluindo os dedos) representa cerca de 1% da SCQ.
- Áreas nobres/queimaduras especiais: ocular, auricular, face, pescoço, mão, pé, região inguinal, grandes articulações (ombro, axila, cotovelo, punho, coxofemoral, joelho, tornozelo), genital, assim como queimaduras profundas que atingem estruturas profundas, como osso, músculo, tendão, nervo e/ou vaso desvitalizado (regra dos 9).

- **Cálculo da hidratação:**
  - Fórmula de Parkland: 2 a 4mL × %SCQ × peso (kg); 2mL para idosos, insuficiência renal e insuficiência cardíaca congestiva (ICC); 4 mL para crianças e adultos jovens.
  - Soluções cristaloides (Ringer com lactato): 50% infundidos nas primeiras 8 horas e 50% nas 16 horas seguintes. Considere sempre a hora da queimadura.
  - Manter diurese entre 0,5 e 1mL/kg/h. Em caso de trauma elétrico, manter diurese em torno de 1,5mL/h ou até clareamento.
  - Observar glicemia nas crianças, diabéticos, e sempre que necessário.
  - Na fase de hidratação (24 horas iniciais) não se usam coloides, diuréticos ou agentes vasoativos.

- **Tratamento da dor:**
  - Uso da via endovenosa:
  - Adultos:
  Dipirona: 500mg a 1g EV.
  Morfina: 1mL (10mg) diluído em 9mL de SF a 0,9%. Solução 1mL = 1mg; dar até 1mg para cada 10kg de peso.
  - Crianças:
  Dipirona: 15 a 25mg/kg EV.
  Morfina: 0,1mg/kg/dose (solução diluída).

- **Gravidade da queimadura:**
    - Extensão/profundidade > 20% de SCQ em adultos ou > 10% em crianças.
    - Idade (< 3 ou > 65 anos).
    - Lesão inalatória.
    - Politrauma e doenças associadas.
    - Queimadura química e trauma elétrico.
    - Áreas nobres/especiais.
    - Violência, maus-tratos, autoextermínio e outras.

- **Medidas gerais e tratamento da ferida:**
    - Posicionamento: cabeceira elevada; pescoço em hiperextensão; membros superiores elevados e abduzidos, em caso de lesão em pilares axilares.
    - Administração da profilaxia do tétano (toxoide tetânico), da úlcera do estresse (bloqueador receptor H_2) e do tromboembolismo (heparina SC).
    - Limpeza da ferida com água e clorexidina a 2%. Na falta desta, água e sabão neutro.
    - Usar antimicrobiano tópico (sulfadiazina de prata a 1%).
    - Curativo exposto na face e no períneo e oclusivo em quatro camadas (antibiótico tópico no raion ou morin, gaze absorvente, algodão e atadura de crepe) nas demais partes do corpo.
    - Não usar antibiótico sistêmico profilático em queimaduras. Não usar corticosteroides.
    - Queimaduras circunferenciais em tórax podem necessitar escarotomia para melhorar expansão.
    - Incisão em linha axilar anterior unida à linha abaixo dos últimos arcos costais.
    - Incisão medial e lateral em membros superior e inferior.
    - Não necessitam habitualmente de anestesia para tal.

- **Trauma elétrico:**
    - Definir se foi alta-tensão, corrente alternada ou contínua, se houve passagem de corrente com ponto de entrada e saída.

- Avaliar traumas associados (queda de altura e outros).
- Avaliar se ocorreu perda de consciência ou parada cardiorrespiratória (PCR) no momento do acidente.
- Avaliar extensão da lesão e passagem da corrente.
- Monitorização contínua e enzimas (CPK e CKMB) por 24 a 48 horas.
- Internar sempre.
- Avaliar eventual mioglobinúria e estimular o aumento da diurese com maior infusão de líquidos.
- Passagem de corrente pela região do punho; avaliar necessidade de fasciotomia e abertura do túnel do carpo.

- **Queimadura química:**
  - Equipe que atende deve utilizar proteção universal para não ter contato com o agente químico.
  - Identificação do agente (ácido, base, composto orgânico).
  - Avaliar concentração, volume e duração de contato.
  - A lesão é progressiva. Remover roupas, retirar excesso.
  - Substância em pó, remover previamente excesso com escova ou panos.
  - Diluição da substância em água corrente por no mínimo 30 minutos. Irrigar exaustivamente os olhos.
  - Internar e, na dúvida, entrar em contato com um centro toxicológico mais próximo.
  - Ácido fluorídrico – repor cálcio sistêmico.

- **Infecção da área queimada:**
  - Mudança da coloração da lesão.
  - Edema de bordas das feridas.
  - Aprofundamento das lesões.
  - Mudança do odor.
  - Separação rápida da escara, escara úmida.
  - Coloração hemorrágica sob a escara.

- Celulite ao redor da lesão. Vasculite no interior da lesão (pontos vermelhos).
- Aumento ou modificação da queixa dolorosa.

• **Critérios de transferência para Unidade de Tratamento de Queimaduras:**
    - Queimaduras de segundo grau > 20% SCQ em adultos e queimaduras de segundo grau > 10% SCQ em crianças ou maiores de 50 anos.
    - Queimaduras de terceiro grau em qualquer extensão.
    - Lesões em face, olho, períneo, mãos, pés e grandes articulações.
    - Queimadura elétrica.
    - Queimadura química.
    - Lesão inalatória ou lesão circunferencial de tórax ou de membros.
    - Doenças associadas, autoextermínio, politrauma, maus-tratos ou situações sociais adversas.

A transferência do paciente deve ser solicitada à Unidade de Terapia de Queimados (UTQ) de referência, após estabilização hemodinâmica e medidas iniciais. Enviar sempre relatório contendo todas as informações coletadas, anotações de condutas e exames realizados. Pacientes graves somente deverão ser transferidos acompanhados de médico em ambulância de UTI com possibilidade de assistência ventilatória. Transporte aéreo para pacientes com trauma, pneumotórax ou alterações pulmonares deve ser realizado com extremo cuidado em virtude do risco de expansão de gases e piora clínica. As UTQ de referência sempre contam com profissional habilitado para dar orientações sobre o tratamento completo das vítimas de queimaduras.

Vale recordar que todos esses processos geram resíduos que serão despejados no ambiente, e, por este motivo, devemos nos ater à legislação do Conselho Nacional do Meio Ambiente e à legislação vigente, que agrega uma série de outras leis e normas, entre elas as da ABNT, sendo este tópico aqui tratado de competência da ANVISA, que determina a elaboração do plano de gerenciamento de resíduos de serviços de saúde (PGRSS). O plano só poderá ser descrito depois de um estudo completo dos resíduos gerados pela instituição, a quantidade e o tipo, até o roteiro de descarte.

A finalização do plano não significa que a organização está em conformidade com o solicitado, se este não for praticado no dia a dia.

Recursos humanos

Quando falamos em recursos humanos, pensamos logo em dimensionamento. Portanto, deveremos verificar, junto à legislação vigente e aos conselhos de classes, a proporção para cada unidade e serviço, atendendo assim à demanda dos pacientes e evitando influência negativa no desempenho do profissional; caso contrário, este ficará sujeito a sobrecargas e estresse.

Devem ser levados em conta a classificação e o número de pacientes para efeito de cálculo e o perfil do setor, caso seja uma unidade especializada (por exemplo, oncologia, psiquiatria).

Da mesma maneira, a carga horária deve ser cumprida de acordo com a classe profissional, cabendo respeitar os acordos de classes e sindicatos locais.

A documentação comprobatória da formação profissional deverá ser entregue e checada na instituição. Sugerimos que esta venha com reconhecimento de idoneidade de cartório, para evitar que os colaboradores que trabalham no setor de pessoal a autentiquem e depois venham a ter surpresas quanto à veracidade do documento. O carimbo **"confere com o original"** passa a responsabilidade àquele que carimba; consequentemente, recomenda-se que a empresa se isente de eventuais situações legais.

Todo profissional, após sua admissão, deverá passar por um processo de conhecimento da instituição que o está contratando, pois não é difícil que, ao se perguntar a um colaborador quais os serviços que são oferecidos no local, este não saiba responder.

Cabe ainda o treinamento sobre ética, sigilo e intersetorialidade, o que formará um verdadeiro colaborador, que saberá o que deve fazer, conhecerá suas limitações quanto à oferta de informações e às consequências de suas ações em outros setores, assim como de que maneira os demais interferirão em seu trabalho.

Recomendamos que seja entregue ao recém-admitido o manual do funcionário, onde este encontrará seus direitos e deveres e as normas institucionais, o organograma com as linhas de poder, bem como sua posição hierárquica.

As atribuições de cada cargo deverão ser apresentadas e explicadas ao novato, evitando a sobreposição de papéis. Costumamos ver um antigo funcionário ensinar o serviço e, se este estiver sendo realizado de modo incorreto, o erro se perpetuará, ou seja, não adianta mudar os jogadores, pois as regras do jogo continuarão não sendo cumpridas.

O leitor já deve ter notado que o que foi apresentado até o momento faz parte de um plano de cargos e naturalmente acompanha salários. Estes são uma atribuição da empresa e serão de grande utilidade se bem elaborados e contenham, embutido, um modelo de meritocracia, o qual impulsionará os funcionários. Além de estimular o estudo, o aprimoramento trará o reconhecimento, que é a fórmula mágica para manutenção de boas relações entre empregado e empregador.

Salientamos que não estamos descartando a responsabilidade da instituição em oferecer uma educação continuada e possíveis participações no processo de crescimento de seu funcionário, mas sim apresentando um catalisador com a participação bilateral que visa à melhoria contínua e à otimização do serviço.

Além dos treinamentos e cursos de atualização internos ou externos, devem ser lembrados eventos como simpósios, jornadas, fóruns e congressos, os quais são de extrema valia para a equipe multiprofissional, pois, além de agregar valor aos profissionais, trazem novos ares para a empresa.

Quando falamos em inovação mediante a participação em eventos, precisamos nos manter atentos a nossos pares que, ao retornarem de uma convenção ou algo semelhante, trarão na bagagem ideias, novidades, novas tecnologia e *networking,* e caso não se tenha alguém internamente, a postos, para aproveitar o conhecimento adquirido, de nada acrescentará à organização.

Observa-se a imposição ao colaborador para que entregue um resumo ou relatório sobre o evento do qual participou, mas que nem sempre é lido por quem realmente é do setor competente e que também é um agente de mudança ou detém o processo decisório.

Outro fator importante na área da saúde consiste no acompanhamento da saúde ocupacional dos colaboradores, o que envolve a legislação do Ministério do Trabalho e Empresa e o cumprimento da legislação compatível, como, por exemplo, medidas de biossegurança no trabalho.

RESULTADOS

Quem não mensura o que faz nunca saberá se está fazendo certo.

Quem não avalia os resultados não está interessado em saber de seus erros e acertos.

Os resultados são valiosos e refletem informações sobre nossas ações e se estamos realmente alinhados com nossos propósitos, ou seja, com o planejamento estratégico da organização. Demonstram o efeito do que fizemos e nos oferecem a chance de reestruturação para alcançarmos nosso objetivo.

De nada adianta contarmos com inúmeros indicadores e não pararmos para analisá-los, pois diariamente são gerados milhares de dados para nortear nosso comportamento e para que reavaliemos nossas atitudes.

Para que tenhamos certeza da idoneidade desses resultados, precisaremos nos preocupar com a origem e o acompanhamento desses. Sistemas seguros, ferramentas adequadas e pessoal capacitado estão sempre inter-relacionados. Se errarmos um único indicador, teremos um efeito em cascata.

Com os resultados, temos a comunicação de nosso desempenho e se estamos evoluindo, crescendo, melhorando e aperfeiçoando, o que será de vital importância para a empresa, de modo a influenciar o processo decisório da gestão: fechar um setor que não está gerando bons resultados ou abrir um novo serviço que se mostre necessário.

Os resultados permitem que identifiquemos as tendências em relação ao mercado, aos clientes e aos fornecedores, os riscos financeiros, e nos indicam quais as ações futuras, o que será favorável ou até mesmo o que nos ameaça.

Todas as unidades de uma instituição deverão saber se realmente são centros de resultados, independentemente de tratar-se de unidades assistenciais ou administrativas. A visão de que apenas a administração deve se preocupar com produção já não cabe em nossa realidade. Os responsáveis pelos serviços devem conhecer sua realidade como a unidade de negócio que realmente é e gerenciá-la *pari passu*.

As ferramentas aplicadas a cada situação foram abordadas neste livro, portanto acreditamos que não consistem mais em barreiras, mas de nada adianta apenas conhecê-las, é imprescindível exercitá-las para dominar sua aplicação.

O futuro está em jogo todos os dias, e como copartícipes desse grande processo de atender o cliente/paciente deveremos honrar não somente nossa formação, mas nossa atuação na construção da empresa, porque a qualidade, como diria Juran, deve ser construída desde o começo, e envolve todas as etapas até a alta do paciente, passando pelos meios fundamentais para sua assistência, assim como a manutenção e a coordenação.

A teoria de James Reason demonstra claramente o envolvimento entre processos e pessoas. Portanto, cada colaborador é responsável pelo todo, mas como as pessoas estão sempre sujeitas a erros de leitura ou interpretação, deveremos estar constantemente exercitando nosso entendimento.

Usando um exemplo do silogismo aristotélico, porém não clássico, analisemos o que pode nos levar a erros de entendimento no nosso dia a dia:

Imagine um pedaço de queijo suíço, daqueles bem cheios de buracos. Quanto mais queijo, mais buracos. Cada buraco ocupa o lugar em que haveria queijo. Assim, quanto mais buracos, menos queijo. Quanto mais queijos, mais buracos, e quanto mais buracos, menos queijo. Logo, quanto mais queijo, menos queijo.

Quanto maior a capacidade de leitura, melhor o entendimento, aprimorando assim a capacidade de interpretação. Elementos nos chegam todas as horas, mas não os transformamos obrigatoriamente em resultados lógicos e precisos, o que nos leva a falhas, erros e, consequentemente, a decisões incorretas ou inadequadas para a situação em questão.

Tudo o que se refere às atividades de modo global é importante, e o que ocorre de maneira pontual ou setorial também deverá ser de conhecimento de toda a equipe, para que as informações se complementem e seja obtido um suporte crível para a tomada de decisão.

Deve-se refletir sobre as demandas de uma instituição de saúde e quantas delas ficam represadas em razão da falta de atitude de um profissional em gerenciar resultados. É inimaginável, mas talvez até conseguíssemos quantificar; no entanto, o importante mesmo é o que deixamos de produzir, resolver, atender, solucionar e até mesmo corrigir por conta disso.

O fato de não dominarmos programas de um computador ou um sistema de gerenciamento interno não é motivo para que não nos debrucemos na tarefa que nos cabe. Deve-se procurar o setor competente na área e perguntar ou solicitar treinamento, mas não se deve deixar de elaborar as próprias planilhas e conhecer seus resultados.

Muitas surpresas poderão estar reservadas a quem não se ocupa de acompanhar sua produtividade, além de poder subsidiar seus recursos materiais ou financeiros, pois quem conhece profundamente o setor em que trabalha, saberá exatamente do que precisa e qual seu teto.

"Você nunca sabe que resultados virão da sua ação, mas, se você não fizer nada, não existirão resultados."
Mahatma Gandhi

Capítulo 9 — A Importância da Legislação para a Certificação de Acreditação de Serviços de Saúde

> *"Eis a lei das leis: observe cada um à lei do lugar em que vive."*
> **Michel de Montaigne**

O conhecimento e o domínio da legislação são indispensáveis em qualquer área. Costumo dizer que na saúde ela é o grande diferencial de profissionalismo, pois vemos inúmeras pessoas atuando de maneira empírica, sem sequer saber que existe essa ou aquela legislação.

Não é raro, em uma reunião, assistirmos a debates sobre reestruturação ou manutenção de uma unidade, ou ainda sobre a montagem de um serviço novo, e as leis norteadoras não serem sequer mencionadas. As leis, normas regulamentadoras e resoluções, entre outras, além de necessárias, mudam constantemente, sendo revogadas ou atualizadas, e por isso precisamos manter sempre a atenção voltada para tudo que se refere ao setor ou instituição em que atuamos.

Cada atividade exercida em uma organização prestadora de serviços de saúde é regida por um ou vários preceitos, os quais vão desde a estrutura física, a pintura, a iluminação, as instalações elétricas, as tubulações, a refrigeração, as dimensões das portas, as salas, o tipo de piso, até os padrões e as boas práticas.

O desconhecimento desses preceitos revela uma irresponsabilidade e é um convite à ocorrência de riscos com colaboradores e pacientes. Trata-se de um pré-requisito para a equipe multiprofissional e uma obrigatoriedade para os gestores.

> *"Um homem não pode fazer o certo em uma área da vida enquanto está ocupado em fazer o errado em outra. A vida é um todo indivisível."*
> **Mahatma Gandhi**

Devemos conhecer a legislação municipal, estadual e federal, levando em consideração que cada estado ou município tem suas peculiaridades, além de normas e orientações técnicas de órgãos como, por exemplo:

- **CONAMA** (Conselho Nacional do Meio Ambiente).
- **CNEN** (Comissão Nacional de Energia Nuclear).
- **ANVISA** (Agência Nacional de Vigilância Sanitária).
- **INMETRO** (Instituto Nacional de Metrologia, Qualidade e Tecnologia).
- **ABNT** (Associação Brasileira de Normas Técnicas).
- **CTNBio** (Comissão Técnica Nacional de Biossegurança): uma instância colegiada de apoio técnico ao Governo Federal na formulação, atualização e implementação da Política Nacional de Biossegurança relativa a organismo geneticamente modificado (OGM) e derivados.
- Secretarias de Saúde.
- Ministério da Saúde.
- Ministério da Ciência e Tecnologia.
- Ministério dos Transportes.
- Ministério do Trabalho e Emprego.
- Presidência da República.
- **CFM** (Conselho Federal de Medicina).
- **OMS** (Organização Mundial da Saúde).

Todas essas instâncias, além de muitas outras, terão em seu bojo alguma determinação, norma ou resolução acerca de assuntos específicos de seu raio de ação e sobre a qual deveremos estar cientes para que possamos atuar em concordância com seus ditames na assistência à saúde.

Todos os dias verifique as páginas do *Diário Oficial* e entre no *site* desses órgãos para atualização pessoal e a de seu trabalho.

Sempre leia as notícias, as quais podem oferecer oportunidades e apresentar mudanças.

> *"A mudança é a lei da vida. E aqueles que confiam somente no passado ou no presente estão destinados a perder o futuro."*
> **John F. Kennedy**

O cumprimento da legislação é um dos alicerces da certificação de acreditação; portanto, a instituição deverá estar sempre desperta para as modificações que ocorrerem.

> *"Não é o mais forte que sobrevive, nem o mais inteligente, mas o que melhor se adapta às mudanças."*
> **Charles Darwin**

Capítulo 10 — Manutenção da Certificação da Acreditação em Serviços de Saúde

> *"Nada é tão difícil de fazer, tão perigoso de conduzir ou mais incerto em seus resultados do que tomar as rédeas para estabelecer uma nova ordem de coisas, porque aqueles que inovam têm por inimigos todos os que foram bem-sucedidos no antigo estado de coisas e só encontram moderado apoio dos que poderão ser beneficiados com a nova situação."*
> **Maquiavel**

De nada adianta obter a certificação e cruzar os braços, o importante é mantê-la!

A qualidade não é pontual e a melhoria deve ser contínua, e obtida a cada dia.

A melhoria contínua depende de ações e ações dependem de pessoas, profissionais gabaritados e atualizados, eliminando antigos modelos e dando lugar ao novo.

> *"Para ganhar conhecimento, adicione coisas todos os dias. Para ganhar sabedoria, elimine coisas todos os dias."*
> **Lao-Tsé**

Os avanços na área médica são extraordinariamente rápidos! Novas técnicas, novas descobertas, novos modelos de atenção à saúde não podem ser ignorados pela equipe de uma instituição. Até mesmo a rotina e a prática já conhecida poderá, com o tempo, sofrer alterações em função do fato de nos sentirmos confiantes e, dessa maneira, pular etapas ou até mesmo nos esquecermos de que existem.

O processo de educação da equipe multidisciplinar deve ser contínuo, programado com base no diagnóstico das necessidades e dificuldades, observadas diariamente, e das adequações às alterações da legislação e às resoluções ou até do surgimento de novos padrões e tecnologia.

A reunião do setor para discussão de casos, avaliação das atividades realizadas no dia, releitura de POP e rotinas, indicação de livros para os funcionários ou estímulo à realização de cursos e participação em eventos será sempre um investimento.

Nunca devemos parar de estudar. O estudo é a garantia de nossa evolução, e como a cultura de uma organização é constituída por pessoas, devemos investir sem receio em seus treinamentos e processos educativos.

A leitura oferece suporte à escrita e promove bons relatórios, evoluções e prescrições, o que só vem somar à organização.

> *"Do mesmo modo que o campo, por mais fértil que seja, sem cultivo não pode dar frutos, assim é o espírito sem estudo."*
> **Cícero**
> ***(maior orador de Roma)***

Educação é uma palavra que abrange um amplo espectro de ação e métodos infinitos.

A iniciativa da montagem de uma peça teatral de *Shakespeare* ou de *Dostoiévski* para a comemoração do aniversário do hospital ou para ser apresentada no encerramento de um congresso auxiliará o diálogo entre os pares, além de elevar a autoestima e a motivação. Sem contar que a leitura está sendo exercitada.

Evidentemente, fui radical na indicação dos autores, mas que sirvam apenas de referência, não desconsiderando autores atuais e mais conhecidos, o que ficará à escolha do próprio grupo. O importante é promover a evolução da cultura e a motivação.

Uma sessão de cinema no final da tarde no auditório da instituição para os colaboradores, entradas de cinema com desconto e brindes para os setores, além de premiação com livros para o funcionário pontual, são medidas adotadas por associações que reconhecem o esforço de seu pessoal e promovem a cultura na empresa.

A esse modelo damos o nome de meritocracia: reconhecer os que merecem ser reconhecidos!

Todos os comentários e as sugestões apresentados nesta obra são ideias para viabilizar o cumprimento dos requisitos do *Manual de Acreditação* e não poderão ser esquecidos depois de obtida a certificação, pois o certificado é o início de uma longa estrada. O esforço para a preparação é um momento tenso, pois há uma meta a ser atingida. Mais tarde, no entanto, teremos condições de assentamos a mente e usufruir dos inúmeros benefícios dos resultados alcançados.

A partir desse momento, deveremos nos organizar para manter todo o trabalho realizado e não desperdiçar os esforços dispensados na jornada. Continue mantendo seus planos de ação atualizados e os siga.

Atue de maneira planejada e organizada, pois isso se tornará uma rotina em sua vida e só ajudará em seu crescimento.

O *Manual de Acreditação* deverá ser seu livro de cabeceira, para que seja relido e se torne uma fonte de inspiração para futuros modelos na manutenção da qualidade. O que importa é crescer continuamente e melhorar a cada procedimento, a cada paciente atendido e a cada ação executada.

Aprendemos todos os dias e, quando voltamos para casa ao final de um plantão ou de um serviço, seja ele técnico ou administrativo, não somos mais a mesma pessoa que saiu de casa pela manhã: estamos mais sábios!

A cada sol que nasce no horizonte nos é oferecida uma página em branco a ser escrita em nossa história. Só depende de nós! Se não fizermos nossa parte, ninguém fará!

E lembre-se: muitas pessoas dependem de nossas ações e decisões!

> *"Aqueles que passam por nós não vão sós, não nos deixam sós. Deixam um pouco de si, levam um pouco de nós."*
> **Antoine de Saint-Exupéry**

Capítulo 11
Considerações Finais

Instituições públicas e privadas deverão fazer uma reflexão no sentido de se tornarem competitivas, pois na "Era da Globalização" não basta acreditar que o cliente/paciente nos dará a preferência somente por oferecermos serviços de saúde.

Deveremos primar pela qualidade da equipe, elaborar plano de ação, planejar, oferecendo serviços qualificados, pessoal treinado e competente e tecnologia avançada.

As instituições de assistência à saúde devem ter em mente que são mais do que centros de saúde isolados: elas fazem parte de uma estrutura de atenção à saúde no Brasil e no mundo que entrará para a história da saúde, devendo, portanto, estar mais comprometidas com o ser humano.

Atualmente, por mais baixa que seja sua faixa econômica, o paciente tem um grau de esclarecimento em razão do acesso aos meios de comunicação; consequentemente, ele tem poder de questionamento, e não devemos acreditar que qualquer serviço oferecido será aceito, principalmente em se tratando de saúde.

Afinal, a Vida é o único bem que possuímos "efetivamente" e acreditamos piamente que só há um "Ser" que a poderá tirar, e este não o fará sem que seja com muito carinho e compaixão. Portanto, até que esse dia chegue, cabe a todos nós fazermos este caminho ser coberto da mais plena atenção.

"De tudo ficam três coisas:
A certeza de que estamos sempre começando,
A certeza de que precisamos continuar,
A certeza de que seremos interrompidos antes de terminar.
Portanto, façamos:
Da interrupção, um novo caminho.
Da queda, um passo de dança.
Do sonho, uma ponte.
Da procura, um encontro."
Fernando Pessoa

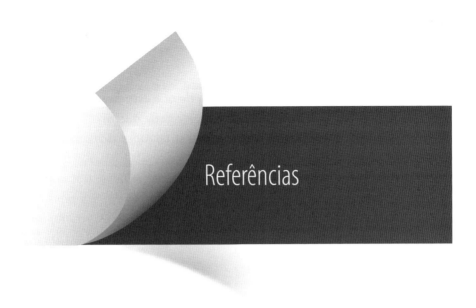

Referências

_____. NBR ISO 14971:2009. Disponível em <http://www.abntcatalogo.com.br/norma.aspx?ID=55540>. Acesso em 16 fev 2013.

_____. Gerenciamento da rotina do trabalho do dia a dia. Ed. Nova Lima, 2004.

_____. Teoria geral da administração. 3. ed. São Paulo: McGraw-Hill, 1987.

_____. Recursos humanos. 3. ed., São Paulo: Atlas, 1995.

_____. Ministério do Trabalho. Normas regulamentadoras. Disponível em <http://portal.mte.gov.br/legislacao/normas-regulamentadoras-1.htm>. Acesso em 06 nov 2012.

_____. – Ministério da Saúde. Glossário. Projeto de terminologia em saúde. Disponível em http://dtr2001.saude.gov.br/editora/produtos/livros/pdf/04_0644_M.pdf. Acesso em 26 fev 2013.

_____. Gerenciando pessoas, o passo decisivo para a administração participativa. 3. Edição Revisada e Ampliada. São Paulo: Makron Books, 1997.

_____. Gerência da qualidade total: estratégia para aumentar a competitividade da empresa brasileira. Rio de Janeiro: Bloch Editores, 1990.

_____. Qualidade total na saúde. Belo Horizonte: Fundação Educacional Lucas Machado, 1998.

_____. Vantagem competitiva: Criando e sustentando um desempenho superior. Rio de Janeiro: Ed. Campus, 1992.

_____. *A History of Managing for Quality*. Milwakee: ASQ Press, 1995.

_____. Utilizando o *Balanced Scorecard* como sistema gerencial estratégico. Rio de Janeiro: Editora Campus, 2000.

_____. Vantagem competitiva – Criando e sustentando um desempenho superior. Rio de Janeiro: Editora Campus, 1989.

_____. *The Definition of Quality and Approaches to its Assessment*. Ann Arbor, Michigan: Health Administration Press (*Explorations in Quality Assessment and Monitoring*, v.1), 1980.

_____. Mapas estratégicos: convertendo ativos intangíveis em resultados intangíveis. Rio de Janeiro: Elsevier, 2004.

_____. Marketing para o século XXI: Como criar, conquistar e dominar mercados. São Paulo: Futura, 1999.

_____. Estratégia em ação. Rio de Janeiro: Ed. Campus, 1997.

_____. Ministério da Administração Federal e Reforma do Estado. Programa da Qualidade e Participação na Administração Pública. MARE. Brasília. 1997. Disponível em <http://www.planejamento.gov.br/secretarias/upload/Arquivos/publicacao/seges/PUB_Seges_Mare_caderno04.PDF>. Acesso em 13 dez 2012.

_____. Human Error. Cambridge University Press. EUA, 1990. Disponível em <http://www.amazon.com/Human-Error-James-Reason/dp/0521314194/ref=pd_sim_b_1>. Acesso em 14 fev 2013.

_____. Qualidade na Gestão Local de Serviços e Ações de Saúde. Volume 3. São Paulo. Faculdade de Saúde Pública da Universidade de São Paulo. 1998. Série Saúde & Cidadania. Disponível em <http://portalses.saude.sc.gov.br/arquivos/sala_de_leitura/saude_e_cidadania/ed_03/index.html>. Acesso em 18 dez 2012.

_____. ANVISA. Resolução nº 50, de 21 de fevereiro de 2002. Disponível em <http://www.anvisa.gov.br/legis/resol/2002/50_02rdc.pdf>. Acesso em 10 out 2012.

_____. Gestão da qualidade total na educação. [S.l.: s.n.] [entre 1990 e 2000]. Disponível em <http://br.monografias.com/trabalhos908/gestao-qualidade-educacao/gestao-qualidade-educacao2.shtml#xalguns>. Acesso em 22 dez 2012.

_____. Using the Balanced Scorecard as a Strategic Management System. Harvard Business Review. jan./feb, 1996.

_____. TQC: Controle da Qualidade Total (no estilo Japonês). Belo Horizonte, MG: Fundação Christiano Ottoni-Bloch Editores, 1992.

ABNT. Associação Brasileira de Normas Técnicas. Interpretações brasileiras de requisitos da ABNTR NBR ISO 9001. Disponível em <http://www.abntcb25.com.br/interpretabr.asp>. Acesso em 20 nov 2012.

ALICE in Wonderland. Diretores: Clyde Geronimi, Hamilton Luske e Wilfred Jackson. Califórnia. EUA. © The Walt Disney Company. 1951. DVD (75 min) color. Longa produzida por Walt Disney Pictures baseado nas obras de "The Adventures of Alice in Wonderland" e "Alice in the Mirror", de Lewis Carroll.

ALLENDY R. Paracelse: le médecin maudit. Paris. Dervy Livres. "Médecines traditionnelles". 1987.

ALMEIDA C., TERRA J.C. Benchmarking: buscando conhecimento e performance. [201?] década provável. Disponível em <http://biblioteca.terraforum.com.br/Paginas/Benchmarkingbuscandoconhecimentoeperformance.aspx?page=2>. Acesso em 19 fev 2013.

ALVAREZ M.E.B. Gestão de qualidade, produção e operações. Editora Atlas. São Paulo. 2. ed. 2012.

ANSOFF H.I. & MCDONNELL E.J. Implantando a administração estratégica. Ed. Atlas. São Paulo, 1993.

AQUINO ACB, TACHIBANA WK. Avaliação de desempenho nas empresas de construção civil,

Referências

como apoio à tomada de decisão. Congresso Brasileiro de Custos, 6. 1999. São Paulo. Anais do VI Congresso Brasileiro de Custos, São Paulo. 1999.

AULETE F.J.C. Dicionário Contemporâneo da Língua Portuguesa. Digital Lexikon Ed Digital – 2008. Disponível em <www.auletedigital.com.br>. Acesso em 17 fev 2011.

BARÇANTE L.C. Qualidade total: uma visão brasileira. Dissertação de Mestrado. 1998. Disponível em <http://www.eps.ufsc.br/disserta99/alberton/cap6.html>. Acesso em 3 dez 2012.

BITTAR O.J.N. Hospital, qualidade e produtividade. Ed. Sarvier, 1997.

BONILLA J.A. Resposta à crise: qualidade total e autêntica para bens e serviços. São Paulo: Ed. Makron Books, 1993.

BRAGA R, MONTEIRO C. Planejamento estratégico sistêmico para instituições de ensino. São Paulo: Ed Hoper, 2005.

BRASIL, Ministério da Saúde (MS). Manual Brasileiro de Acrediação de Organizações Prestadoras de Serviços de Saúde – Versão 2010. Brasília, 2010.

CALDER R. O homem e a medicina: mil anos de trevas. Ed. Hemus 1995.

CAMPOS G.W.S. Considerações sobre o processo de administração e gerência de serviços de saúde. In: Merhy EE, Campos GWS, Nunes ED eds. Planejamento sem Normas. São Paulo: Editora Hucitec, 1989.

CAMPOS V.F. Gerenciamento pelas diretrizes. 4. ed. Ed. Nova Lima INDG Tecnologia e Serviços Ltda., 2004.

CANGUILHEM G. O normal e o patológico. Rio de Janeiro: Ed. Forense Universitária, 1966.

CARAVANTES G.R., CARAVANTES C. Administração e qualidade. Ed. Makron Books, 1997.

CARDOSO O.R. Foco da qualidade total de serviços no conceito do produto ampliado. Tese de Doutorado. Florianópolis 1995. Disponível em <http://www.eps.ufsc.br/teses/olga/volume1/indice/index.htm>. Acesso em 3 dez 2012.

CFM – Conselho Federal de Medicina. Protocolo de assistência a queimados. CFM, 2011. Disponível em <http://portal.cfm.org.br/images/stories/pdf/queimados.pdf>. Acesso em 12 fev 2013.

CHAPLIN C. Tempos modernos-Modern Times. Filme-DVD e blu ray. Produção Artistas Unidos. Direção Charles Chaplin. EUA. 1936, 87 min – preto e branco.

CHAUÍ M. Convite à filosofia. Ed Ática, 2010.

CHIAVENATO I. Administração nos novos tempos. São Paulo: Campus, 2004.

COLENGHI V.M. O&M e Qualidade Total: uma integração perfeita. Rio de Janeiro: Qualitymark, 1997.

CONFEDERAÇÃO NACIONAL DA INDÚSTRIA – CNI. Avaliação de conformidade. Disponível em <http://www.normalizacao.cni.org.br/aval_conformidade_credenciamento.htm>. Acesso em 7 mar 2012.

CORRÊA I.R.S, CAIXETA L.R, BARROS T.B. (orient.). Indicadores de qualidade do serviço de enfermagem. Administração em Enfermagem. Universidade de Uberaba (UNIUBE). Disponível em <http://www.webartigos.com/artigos/indicadores-de-qualidade-do-servico-de-enfermagem/14667/>. Acesso em 18 dez 2012.

CRUZ A.J.O. Apostila de algoritmo. 1997. Disponível em <http://equipe.nce.ufrj.br/adriano/c/apostila/algoritmos.htm>. Acesso em 18 dez 2012.

DEMING W.E. Saia da crise. Ed. Futura, 2003.

DISNEY WALT. Animation Studios. Alice no País das Maravilhas. Disponivel em <http://disney.go.com/disneyinsider/history/movies/alice-in-wonderland>. Acesso em 7 jan 2013.

DONABEDIAN A. *Revista Calidade Asistencial*. Suplemento 1, vol. 16, 2002. Barcelona. Ed. Nexus AG. Disponível em <http://www.fadq.org/Investigaci%C3%B3n/ProfesorDonabedian/tabid/168/Default.aspx>. Acesso em 4 jan 2013.

DOUGLAS C.M. Introdução ao controle estatístico da qualidade. 4. ed. Ed. LTC, 2004.

FALCÃO L.F.R., FEREZ D., AMARAL J.L.G. Atualização das diretrizes de ressuscitação cardiopulmonar de interesse do anestesiologista. Rev. Bras Anestesio, Campinas, out 2011; 61(5). Disponível em <http://www.scielo.br/scielo.php?script=sci_arttext&pid=S0034709420110005000138&lng=en&nrm=iso>. Acesso 28 jan 2013.

FEIGENBAUM A.V. 3. ed. *Total Quality Control*. New York: McGraw-Hill, 1986.

FOUCAULT M. O nascimento da clínica. 4. ed. Ed. Forense Universitária, 1994:16-7.

GASTAL F.L.N., QUINTO A. A Acreditação Hospitalar – proteção aos usuários, dos profissionais e das instituições de saúde. IACHS, 1997.

GILMORE C.M., NOVAES H.M. Manual de gerência em saúde. Série Manuais Operacionais Paltex. Vol III. OPAS/OMS, 1997.

HOLANDA A.B. Novo dicionário Aurélio da Língua Portuguesa. 3. ed. Editora Positivo, 2004.

HOSOTANI K. The QC Problem solving approach: solving workspace problems the japanese way. Tokio. 3A Corporation, 1992.

ISHIKAWA K. Controle de qualidade total à maneira japonesa. Rio de Janeiro: Ed. Campus, 1993.

IVAMOTO H.S. A Santa Casa da Misericórdia de Santos: sinopse histórica. Revista Acta Medica Misericordiae Out 1998, 1(1):7-10. Disponível em <http://www.scms.org.br/noticia.asp?codigo=42&COD_MENU=24>. Acesso em 24 jan 2012.

JURAN J.M. Biografia Wikipédia. Disponível em <http://pt.wikipedia.org/wiki/Joseph_Moses_Juran>. Acesso em 13 nov 2012.

JURAN J.M. Planejando para a Qualidade. São Paulo: Editora Pioneira, 1990.

KALLÁS D., SAUAIA A.C.A. Implementação, Impactos do *Balanced Scorecard*: um estudo com Jogos de Empresas. Bolívia, 2003. Disponível em <http://www.teses.usp.br/teses/disponiveis/12/12139/tde-23082004-132438>. Acesso em 18 dez 2012.

Referências

KAPLAN R.S., NORTON D.P. A execução premium: a obtenção de vantagem competitiva através do vínculo da estratégia com as operações do negócio. 2. ed. Rio de Janeiro: Elsevier, 2008.

KIELING A. Fatores de êxito na implantação da metodologia Balanced Score Card. Tese de Doutourado. Universidade de la Empresa, Ude, Uruguai, 2010. Disponível em <http://pesquisabsc.com.br/pesquisa>. Acesso em 18 dez 2012.

KOTLER P. Administração de marketing. São Paulo. Prentice Hall, 2000.

LACERDA R.A. Manual de avaliação da qualidade de práticas de controle de infecção hospitalar. Divisão de Infecção Hospitalar do Centro de Vigilância Epidemiológica da Secretaria Estadual de Saúde de São Paulo. São Paulo, 2006. Disponível em <http://www.cve.saude.sp.gov.br/htm/ih/IH_MANUALFAPESP06.pdf>. Acesso em 18 dez 2012.

LAPLANTINE F. Antroplogia da doença. São Paulo: Ed. Martins Fontes, 1991.

LIMA T.F.O. A revolução japonesa no gerenciamento da qualidade. Disponível em <http://www.scribd.com/doc/6614739/A-Revolucao-Japonesa-No-Gerenciamento-Da-Qualidade>. Acesso em 03 dez 2012.

LITTMAN I.D, CARR D.K. Excelência nos Serviços Públicos – Gestão da Qualidade Total na década de 90. Qualitymark Editora, 1998.

Malik AM, Schiesari LMC. Qualidade na gestão local de serviços e ações da saúde. Série Saúde e cidadania. Instituto para o Desenvolvimento da Saúde – IDS, USP 1998. Disponível em <http://portalses.saude.sc.gov.br/arquivos/sala_de_leitura/saude_e_cidadania/ed_03/pdf/07_01.pdf>. Acesso em 12 dez 2012.

MARQUES J.M.M. Gestão de qualidade. Aula do curso da UNIT. 2009. Disponível em <http://gqpgunit.blogspot.com.br/2009/03/gestao-da-qualidade-prof.htm>l. Acesso em 03 nov 2012.

MARTINS R.A, COSTA NETO P.L.O. Indicadores de desempenho para a gestão pela qualidade total: uma proposta de sistematização Gestão e Produção. 1998. Disponível em <http://www.scielo.br/scielo.php?script=sci_arttext&pid=S0104-530X1998000300010&lng=en&nrm=iso>. Acesso em 22 fev 2012.

MELLO J.B.C, MARLENE O. Qualidade na saúde. 1. ed. São Paulo, Best Seller, 1998.

MEZOMO J.C. Princípios básicos da gestão da qualidade na saúde. 1. ed. Ed. Manole, 2001.

MÍCCOLI W. Produzindo a Própria Qualidade. Schoba, 2011.

MIRSHAWKA V. Hospital – Fui bem atendido – a vez do Brasil. Ed. Makron Books, 1994.

MOEN R., NORMAN C. *Evolution of the PDSA Cycle*. Disponível em http://deming.ces.clemson.edu. Acesso em 20 fev 2012.

NOGUEIRA L.C.L. Gerenciando pela Qualidade Total na Saúde. Ed DG, 1999.

NUNES C.E.C.B, ALVES I.B.S. Implantação do programa 5s no Departamento pessoal de uma Empresa de segurança privada (estudo de caso). Disponível em <http://www.abepro.org.br/biblioteca/enegep2008_TN_STO_070_502_11951>.pdf. Acesso em 20 nov 2012.

PAGODINHO Z. Deixa a Vida Me Levar. 2005. Universal Music Ltda. Disponível em <http://letras.mus.br/zeca-pagodinho/49398/>. Acesso em 7 jan 2013.

PALADINI E.P. Gestão da qualidade: teoria e prática. São Paulo: Ed. Atlas, 2010.

PANJU A.A, HEMMELGARN B.R., GUYATT G.H. et al. Is this patient having a myocardial infarction? JAMA 1998; 280:1256-63.

PORTER M.E. Estratégia competitiva: técnicas para análises de indústrias e concorrências. Rio de Janeiro: Editora Campus, 1996.

QUINTO NETO A. Processo de acreditação – A busca da qualidade nas organizações de saúde. Porto Alegre: Editora Decasa. 2002.

REASON J. *Managing the risk of organizational accidents*. 1. ed. 1997. Ashgate Publishing Company. England. 2000. Disponível em <http://www.amazon.com/reader/1840141050?_encoding=UTF8&page=276>.Acesso em 14 fev 2013.

REIS E.J.F.B. et al. Avaliação da qualidade dos serviços de saúde: notas bibliográficas. Cad aúde Pública, Rio de Janeiro, mar 1990; 6(1). Disponível em <http://www.scielo.br/scielo.php?script=sci_arttext&pid=S0102-311X1990000100006&lng=en&nrm=iso>. Acesso em 13 jan 2013.

RIBEIRO A. Benchmarking da cadeia de suprimentos. [201?] década provável. Disponível em <http://www.ilos.com.br/web/index.php?option=com_content&view=article&id=999%3Aartigos-benchmarking-da-cadeia-de-suprimentos&catid=4&Itemid=182&lang=pt>. Acesso em 09 mar 2012.

RIBEIRO A. Benchmarking da cadeia de suprimentos. Rio de Janeiro-RJ. 2013. Disponível em <http://www.sargas.com.br/site/index.php?option=com_content&task=view&id=39&Itemid=29>. Acesso em 19 fev 2013.

ROCHA K. Apostila de qualidade. 2011. Disponível em <http://pt.scribd.com/doc/51126350/Apostila-Qualidade>. Acesso em 10 mai 2012.

RODRIGUES M.V. Ações para a qualidade: GEIQ-gestão integrada para a qualidade: padrão seis sigma, classe mundial. Rio de Janeiro: Qualitymark, 2004.

ROLT M.I.P. O uso de indicadores para a melhoria da Qualidade em pequenas empresas. Dissertação submetida à Universidade Federal de Santa Catarina para obtenção do grau de mestre em engenharia. Florianópolis. 1998. Disponível em <http://www.eps.ufsc.br/disserta98/rolt/>. Acesso em 3 jan 2013.

ROSEN G. Uma história da saúde pública. 2. ed. São Paulo: Ed. UNESP, 1994.

ROSSATO I.F. Uma metodologia para a análise e solução de problemas. 1996. Dissertação de Mestrado. Disponível em <http://www.eps.ufsc.br/disserta96/rossato/indice/index.htm#sumario>. Acesso em 3 nov 2012.

SELNER C. Análise de requisitos para sistemas de informações, utilizando as ferramentas da qualidade e processos de software. Dissertação de Mestrado. Florianópolis. 1999. Disponível em < http://www.eps.ufsc.br/disserta99/selner/index.html>. Acesso em 3 dez 2012.

Referências

SHIBA S., GRAHAM A., WALDEN D. *A New American TQM. Portland: Productivity Press*, 1993.

SLOAN D.M., CHMEL M. A revolução da qualidade e o serviço de saúde. Qualitymark, 1996.

TREVIZAN M.A. Enfermagem hospitalar – Administração burocrática. UnB, 1988.

YAMAMOTO E. Os novos médicos administradores. Ed. Futura, 2001.

ZAMBON L.S. Metodologias para Melhoria de Qualidade – FMEA (Failure Modes and Effects Analysis). 2009. Disponível em <http://www.medicinanet.com.br/conteudos/biblioteca/2330/metodologias_para_melhoria_de_qualidade_%E2%80%93_fmea_failure_modes_and_effects_analysis.htm>. Acesso em 24 fev 2012.

ZANON U. Qualidade da assistência médico-hospitalar. Rio de Janeiro: Ed. Medsi, 2001.

Índice Remissivo

A

Aceitabilidade, 96
Acreditação de serviços de saúde
- importância da legislação para a certificação, 171
- manutenção da certificação, 175
- qualidade como vantagem competitiva, 149
- - como implantar o preparo, 152
ASQC (American Society for Quality Control), 26
Assistência à saúde, evolução dos serviços, 11
Autorrealização, 2
Avaliação
- capacidade instalada, 101
- impacto do tratamento, 101
- satisfação do usuário, 101
- tecnológica, 101

B

Balanced Scorecard (BSC), 103
Benchmarking, 106
Brainstorming, 122

C

Cartas de controle, 74
CCQ (Círculos de Controle de Qualidade), 32
CEP (Controle Estatístico de Processo), 24
Certificação de qualidade, 141
- serviços de saúde, 142
- - importância da legislação, 171
Círculos de qualidade, 27
Código de defesa do consumidor, 120
Competitividade, 120
Controle, conceito de Taylor, 48
Crosby, 37
Crosby, Philip B., 30

D

Dano, 44
Deming, W. Edwards, 23
Diagrama
- árvore, 56
- dispersão, 83
- Ishikawa, 75, 77
Direitos básicos do consumidor, 150
Diretriz(es), 72
- clínicas, 101
Doença, 1
Donabedian, princípios da qualidade, 96
- controles e métricas, 100
- indicadores, 97

- índice, 100
- números absolutos, 100
- taxa/coeficiente, 100

E

Efetividade, 96
Eficácia, 96
Eficiência, 96
Emergência das queimaduras, tratamento, 158
Equidade, 96
Era Ford, 6

F

Feigenbaum, 37
Ferramentas da qualidade, 40
- macrofluxo, 46
- mais utilizadas, 73, 74
- PDCA (ciclo de Deming ou ciclo de Shewhart), 48
- processo, 40
Fluxograma, 84
Focault, 4
Folha de verificação, 77
Fordismo, 6
Fundamentação teórico-científica, 97

G

Ganguilhem, 3
Gestão da qualidade, 24, 28
- como vantagem competitiva em serviços de saúde, 113
- serviços de saúde, 94
- - tecnologia da informação como suporte, 108
Gráfico de Pareto, 78

H

Hipócrates, 13
Histograma, 82

I

Indicadores para gestão da qualidade em serviços de saúde, 94, 97
- características, 98
- estrutura, 101
- processo, 101
- resultados, 101
Ishikawa, 33
- sete ferramentas, 33
ISO, normas da série, 71
Itens de controle, 46

J

JCAH (Joint Comission of Accreditation of Hospitals), 143
Juran, 29
Just in time, 33

K

Kaizen, 26, 33, 142
- princípios, 27
Kanban, 33
Kanri, Hoshin, 72
Keretsu, 33

L

Laplantine, 2
Lazaretos, 13
Legislação e certificação de acreditação de serviços de saúde, 171
Legitimidade, 96
Lei de Pareto, 78

M

Macrofluxo, 46
Manufatura flexível, 33
Marketing, 39
Maslow, Abraham Harold, 2
MASP (Método de Análise e Solução de Problemas), 49, 50
Matriz
- FOFA, 133
- SWOT, 132
Metas, 131
Método Ring (decisão), 32
Motivação, 119

N

Necessidades
- fisiológicas, 2
- segurança, 2
- sociais, 2
Norma, 65
- regulamentadoras (NR), 68
- técnica, 65
Normalidade, 3

O

Objetivos, 130
ONA (Organização Nacional de Acreditação), 144
Otimidade, 96

P

Patologia, 3
PDCA (ciclo de Shewhart ou de Deming), 48, 49
- ação, 50, 52
- checagem, 50, 51
- divisão, 52
- execução, 50, 51
- fluxograma, 53
- os 5 por quês, 54
- planejamento, 50, 51
Pirâmide de Maslow, 2, 3
Planejamento, 121
- estratégico, 121, 125
- - ambiente externo, 133
- - ambiente interno, 134
- - como ferramenta para qualidade em serviços de saúde, 138
- - metas, 131
- - missão, 128
- - objetivos, 130
- - valores, 129
- - visão, 129
- operacional, 122
- tático, 122
Plano de ação (5W2H), 58
Plano de ação, 57
Poka-Yoke, 33
Políticas, 73
POP (Procedimento Operacional Padrão), 63
Prêmio Deming de Qualidade, 26
Prevenção, 4
Princípios gerenciais de Deming, 24
Procedimentos, 73
Processos
- administrativos, 101
- qualidade, 40
- - análise, 42
- - definição, 42
- - excelência, 42
- - melhoria, 42
- - otimização, 43
Produto, 5

Q

Quadro de Kanban, 57
Qualidade, 19-111

- certificação, 141
- diagrama de árvore, 56
- diretriz, 72
- efetividade, 136
- eficácia, 136
- eficiência, 136
- ferramentas, 40, 73
- - cartas de controle, 74
- - diagrama de causa e efeito ou diagrama de Ishikawa, 75
- - macrofluxo, 46
- - PDCA, 48, 53
- gestão, 24, 28
- norma, 65
- plano de ação, 57
- políticas, 73
- Procedimento Operacional Padrão (POP), 63
- processo, 40
- - análise, 42
- - definição, 42
- - excelência, 42
- - melhoria, 42
- - otimização, 43
- regulamentos técnicos, 67
- rotinas, 60
- serviços de saúde, 90
- - balanced scorecard, 103
- - benchmarking, 106
- - importância dos indicadores para gestão, 94
- - sete pilares de Donabedian, 96
- - tecnologia da informação como suporte à gestão, 108
- total, 32
Queimaduras, tratamento de emergência, 158
- cálculo da hidratação, 162
- critérios de transferência para Unidade de Tratamento, 165
- dor, 162
- extensão, 161
- gravidade, 163

- infecção da área, 164
- medidas gerais, 163
- profundidade, 161
- química, 164
- trauma elétrico, 163

R

Recursos humanos, 102, 166
Regulamentos técnicos, 67
Religiosidade, 12
Resultados, 168
Risco, 44
Rotinas, 60

S

Saúde, 1
Segurança, 2
Serviço, 5, 8
- saúde, 11
- - certificação de qualidade, 142
- - evolução, 11
- - qualidade, 90
Setor
- privado, 92
- público, 92
Shewhart, 20
Sistema de Gestão por Diretriz (GPD), 72
SUS, 17

T

Tecnologia da informação como suporte à gestão da qualidade em serviços de saúde, 108
Teoria do Queijo Suíço, 44
Tratamento de emergência das queimaduras, 158
Trilogia de Juran, 29

V

Validade de conteúdo, 98